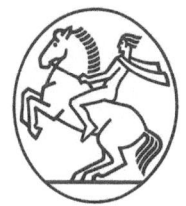

W. Cancura (Hrsg.)

Prüfungsfragen aus HNO

Ein Repetitorium

Mit Beiträgen von
W. Cancura, K. Ehrenberger, F. Frank,
M. Grasl, F. Horak, G. Rasinger,
R. Türk, B. Welleschik

Springer-Verlag Wien New York

Univ.-Prof. Dr. Walter Cancura
Univ.-Prof. Dr. Klaus Ehrenberger
Univ.-Prof. Dr. Friedrich Frank
OA Dr. Matthäus Grasl
Univ.-Doz. Dr. Friedrich Horak
OA Dr. Gerhard Rasinger
Univ.-Doz. Dr. Renate Türk
Univ.-Doz. Dr. Bruno Welleschik
I. Universitätsklinik für Hals-, Nasen- und Ohrenkrankheiten, Wien

Das Werk ist urheberrechtlich geschützt.
Die dadurch begründeten Rechte,
insbesondere die der Übersetzung, des Nachdruckes,
der Entnahme von Abbildungen, der Funksendung,
der Wiedergabe auf photomechanischem oder ähnlichem Wege
und der Speicherung in Datenverarbeitungsanlagen,
bleiben, auch bei nur auszugsweiser Verwertung, vorbehalten.

© 1988 by Springer-Verlag/Wien

Die Wiedergabe von Gebrauchsnamen, Handelsnamen, Warenbezeichnungen usw.
in diesem Buch berechtigt auch ohne besondere Kennzeichnung
nicht zu der Annahme, daß solche Namen im Sinne der Warenzeichen-
und Markenschutz-Gesetzgebung als frei zu betrachten wären
und daher von jedermann benutzt werden dürften.

CIP-Titelaufnahme der Deutschen Bibliothek

Prüfungsfragen aus HNO: e. Repetitorium / W. Cancura (Hrsg.).
Mit Beitr. von W. Cancura ... — Wien; New York: Springer, 1988
ISBN-13:978-3-211-82083-4

NE: Cancura, Walter [Hrsg.]; HNO

ISBN-13:978-3-211-82083-4   e-ISBN-13:978-3-7091-8996-2
DOI: 10.1007/978-3-7091-8996-2

Vorwort

Das vorliegende Buch soll den Medizinstudenten in erster Linie eine zusätzliche Hilfe bei der Bewältigung des Prüfungsstoffes sein. Wie die Prüfungen zeigen, fällt es dem Studierenden oft schwer, Wichtiges von weniger Bedeutendem zu unterscheiden. Das vorliegende Repetitorium soll ein Lehrbuch nicht ersetzen, sondern als wertvolle Ergänzung dazu dienen, indem es die Schwerpunkte des gesamten Stoffes der HNO-Heilkunde herausstreicht. Es soll dem Studierenden bei der Vorbereitung auf die Prüfung helfen und vor allem den Bezug zur Praxis herstellen. Dem späteren Arzt ohne HNO-Fachausbildung wird es als Zusammenfassung des Wesentlichen aus diesem medizinischen Fachbereich dienen.

Besonderen Wert haben die Autoren auf den klinischen Teil gelegt, sowie auf die modernen Möglichkeiten der Diagnostik und Therapie. Auch das sehr wichtige Gebiet der Notfallmedizin fand Berücksichtigung.

Bei der Gestaltung des Buches wurde darauf geachtet, daß beim Text Bemerkungen und kleine Ergänzungen angebracht werden können.

Wien, im November 1988 **W. Cancura**

Inhaltsverzeichnis

Ohr	1
Anatomie (B. Welleschik)	3
Physiologie des Mittel- und Innenohres (W. Cancura)	6
Physiologie des Gleichgewichtsapparates (K. Ehrenberger)	9
Untersuchungsmethoden (R. Türk)	10
Erkrankungen des Hörorganes (B. Welleschik)	28
Ohrchirurgie (B. Welleschik)	39
Hörgeräte (R. Türk)	42
Erkrankungen des Gleichgewichtsorganes (K. Ehrenberger)	46
Erkrankungen des Nervus facialis (K. Ehrenberger)	51
Erkrankungen des Nervus vagus (K. Ehrenberger)	53
Nase	55
Anatomie (F. Horak)	57
Physiologie (F. Horak)	60
Untersuchungsmethoden (F. Horak, G. Rasinger)	62
Mißbildungen (F. Horak)	64
Erkrankungen (F. Horak)	65
Konservative und operative Therapie (F. Horak, G. Rasinger)	74
Allergie (F. Horak)	79
Erkrankungen der Mundhöhle (R. Türk)	81
Rachen	87
Anatomie (M. Grasl)	89
Physiologie (Schluckakt) (M. Grasl)	90
Untersuchungsmethoden (M. Grasl)	91
Erkrankungen und Therapie (M. Grasl)	93
Speiseröhre	107
Anatomie (M. Grasl)	109
Untersuchungsmethoden (M. Grasl)	110
Erkrankungen und Therapie (M. Grasl)	111
Kehlkopf	117
Anatomie (F. Frank) und Physiologie (W. Cancura)	119
Untersuchungsmethoden (F. Frank)	128
Erkrankungen und Therapie (W. Cancura)	133

Hals — 145
Anatomie (M. Grasl) — 147
Untersuchungsmethoden (M. Grasl) — 149
Erkrankungen und Therapie (M. Grasl) — 151

Speicheldrüsen (R. Türk) — 165

Phoniatrie (F. Frank) — 171

Notfallmedizin — 193
Atemnot (W. Cancura) — 195
Blutungen (W. Cancura) — 200
Fremdkörper in Nase und Ohr (W. Cancura) — 203
Verätzungen (W. Cancura) — 204

Rhinoplastik (F. Horak, G. Rasinger) — 207

Ohr

Anatomie

Wie sieht das normale Trommelfell aus?

Das normale Trommelfell (Membrana tympani) hat einen Durchmesser von etwa 1 cm und ist trichterförmig, wobei die Spitze des Trichters (Umbo = Nabel) nach innen gerichtet ist. Das Trommelfell ist nach vorne und unten geneigt, d. h. der obere und der hintere Trommelfellanteil stehen weiter außen. Der im Trommelfell eingelassene Griff des Hammers (Manubrium mallei) ist als von oben bis zum Umbo reichender Streifen (Stria malleolaris) sichtbar. Am oberen Ende des Hammergriffes springt nach seitlich-vorne der seitliche Fortsatz (Processus lateralis) des Hammers vor. In Höhe des seitlichen Fortsatzes bilden eine vordere und eine hintere Hammerfalte (Plica malleolaris ant. et post.) die Grenze des straffen Anteils (Pars tensa) des Trommelfells zum darüberliegenden schlaffen Anteil (Pars flaccida = Shrapnellsche Membran). Der schlaffe Anteil des Trommelfells verschließt eine „Kerbe" in der Schläfenbeinschuppe (Incisura tympanica Rivini).

Die Pars tensa des Trommelfells ist perlmutterfarben, glatt und glänzend. Einfallendes Licht erzeugt einen dreieckigen, vom Umbo nach vorne unten reichenden Richtreflex. Die Pars flaccida des Trommelfells ist hautfarben. Die Pars tensa des Trommelfells ist dreischichtig (Stratum cutaneum, Lamina propria, Stratum mucosum), wobei die erhebliche Festigkeit des Trommelfells durch die Bindegewebefasern der Lamina propria erreicht wird. Die Pars tensa des Trommelfells ist mit dem verdickten Randwulst (Anulus fibrocartilagineus) der Lamina propria in eine Knochenrinne (Sulcus tympanicus) eingefalzt.

Die Pars flaccida besteht nur aus zwei Schichten (die Lamina propria fehlt), hier liegen also Ektoderm und Entoderm direkt aneinander.

An welche anatomischen Strukturen grenzen die sechs Mittelohrwände?

a) Das Dach der Paukenhöhle wird durch eine dünne Knochenwand, das Tegmen tympani (Tegmen = Decke, Dach) gebildet, die Teil des Bodens der mittleren Schädelgrube ist. Dem Tegmen liegt der Schläfenlappen des Gehirns auf (Schläfenlappenabszeß!).
b) Die untere Wand des Mittelohres (Paries iugularis) entspricht im wesentlichen der Fossa iugularis an der Unterseite der Pyramide (Glomustumor vom Glomus iugulare!).
c) Die vordere Wand (Paries caroticus) wird von der knöchernen Wand des Karotiskanales gebildet. Oben mündet der Canalis musculotubarius ein.

d) An der hinteren Wand (Paries mastoideus) befindet sich der Aditus ad antrum mastoideum, der Zugang zum Antrum mastoideum (Antrum = Grotte, Höhle) und den Zellen des Mastoids. Hier findet man auch die Eminentia pyramidalis, welche den Musculus stapedius enthält. Lateral davon zieht die Chorda tympani ins Mittelohr (Apertura tympanica canaliculi chordae).
e) Die laterale Wand (Paries membranaceus) des Mittelohres wird im wesentlichen vom Trommelfell gebildet.
f) Die mediale Mittelohrwand (Paries labyrinthicus) grenzt an das Innenohr. Die Schneckenbasis wölbt sich als Promontorium ins Mittelohr vor. Dorsal davon findet sich eine tiefe Grube, der Sinus tympani. Dorsal angrenzend an das Promontorium liegen die beiden Fenster zum Innenohr, oben das ovale Fenster, darunter das runde Fenster (Labyrinthitis!). Das ovale Fenster wird durch die Fußplatte des Steigbügels verschlossen, welche hier durch das Ringband beweglich befestigt ist. Über dem ovalen Fenster liegt die etwas vorspringende Wand des Canalis facialis, der um das ovale Fenster nach unten umbiegt (Fazialisparese!). Über dem Promontorium liegt der Semicanalis tensoris tympani, in welchem der Musculus tensor tympani liegt.

Was versteht man unter dem pneumatischen System des Schläfenbeins?

Unter dem pneumatischen System des Schläfenbeins versteht man die luftgefüllten, mit Mukoperiost ausgekleideten Räume des Schläfenbeins, die mit dem Antrum mastoideum, aber auch untereinander in Verbindung stehen.
Bei der Geburt ist praktisch nur das Antrum mastoideum vorhanden. Durch enzymatische Induktion kommt es zu einem osteoklastischen Knochenabbau, wobei die entstehenden Hohlräume gleichzeitig von Schleimhaut ausgekleidet werden. Die Pneumatisation ist meist nach dem 6. Lebensjahr abgeschlossen.
Das Ausmaß der Pneumatisation kann sehr unterschiedlich sein. Bei sehr starker Pneumatisation reichen die Zellen bis weit in die Schläfenbeinschuppe, in das Jochbein und bis hinter den Sinus sigmoideus.
Häufige Entzündungen der Mittelohrräume im Kindesalter verhindern die Pneumatisation mehr oder weniger. Bei der chronischen Otitis media mesotympanalis findet man daher in der Regel eine gehemmte bis fehlende Pneumatisation.

Was versteht man unter den Binnenohrmuskeln?

Darunter versteht man die beiden kleinen Muskeln M. stapedius und M. tensor tympani innerhalb des Mittelohres.
Der M. stapedius entspringt im Inneren der Eminentia pyramidalis und setzt am Hals des Stapesköpfchens an. Er kippt den Stapes nach hinten und versteift ihn dadurch in seiner Beweglichkeit. Der Muskel wird von einem Ast des N. facialis innerviert (daher fehlende Auslösbarkeit des Stapediusreflexes bei Unterbrechung des N. facialis zentral vom Abgang des N. stapedius).
Der M. tensor tympani entspringt vom Semicanalis m. tensoris tympani, dem

knorpeligen Anteil der Tube und vom Os sphenoidale und setzt mit seiner Sehne am Hammergriff, nahe dem Hammerhals an. Der Muskel dreht den Hammergriff nach innen und spannt damit das Trommelfell. Er wird vom N. trigeminus innerviert.

Welche Öffnungen hat das Innenohr (Kanäle, Fenster)?

Das ovale und das runde Fenster, den Aquaeductus vestibuli und den Canaliculus cochleae.
a) Im vorderen, seitlichen Teil des *Vestibulums* öffnet sich das ovale Fenster in das Mittelohr. Beim Lebenden ist es von der Fußplatte des Steigbügels verschlossen, der dort durch das Ringband beweglich befestigt ist.
b) Unter dem ovalen Fenster liegt das runde Fenster, eine Öffnung zur *Scala tympani* (Paukentreppe), welche beim Lebenden durch eine dünne Membran (*Membrana tympani secundaria*) verschlossen ist.
c) Der *Aquaeductus vestibuli* ist ein kleiner Gang vom Vestibulum zur Hinterfläche des Felsenbeines. Er enthält den *Ductus endolymphaticus*, der in den *Saccus endolymphaticus* zwischen zwei Durablättern mündet.
d) Der *Canaliculus cochleae* beginnt in der *Scala tympani* nahe dem runden Fenster und endet an der hinteren Fläche der Pyramide. Er verbindet Perilymphraum und Subarachnoidalraum.

Welches Sinnesorgan vermittelt uns Reize der Linearbeschleunigung?

Utrikulus und Sakkulus im Vestibulum des Innenohres mit ihren *Maculae staticae*. Die Zilien der Sinneszellen der Maculae staticae sind in eine gelatinöse Substanz eingelagert. An deren Oberfläche finden sich die Otolithen (Kalziumkarbonatkristalle), deren Trägheit zu einer Verbiegung der Zilien führt.

Physiologie des Mittel- und Innenohres

Reiztransport

Welchem Zweck dienen Trommelfell und Gehörknöchelchen?

Die Trommelfell-Gehörknöchelchenkette (TGK) ist ein Bindeglied zwischen Luftschall- und Flüssigkeitsschwingung (Welle) der Cochlea und soll eine möglichst verlustarme Übertragung der Schwingungsenergie bewirken.

ERKLÄRUNG: Das Trommelfell wird durch Schall in mechanische Schwingung gesetzt, wobei Maximalauslenkungen je nach Frequenz an verschiedenen Stellen nachweisbar sind. Da der Hammergriff im Trommelfell fest verankert ist, wird der Hammer gleichermaßen in Schwingung gesetzt und diese über eine relativ feste Gelenkverbindung auf den Amboß übertragen. (Hammer und Amboß schwingen wie ein Körper um den Massenmittelpunkt.) Daraus resultiert eine Scharnierbewegung, die auch den Steigbügel zum Schwingen bringt. Die Bewegung dieses Knöchelchens ist gegenüber früheren Ansichten rein kolbenförmig: Das elastische Ringband ermöglicht eine stempelförmige Aus- und Einwärtsbewegung, wodurch die mechanische Schwingung der Labyrinthflüssigkeit zustandekommt. Die verschiedenen Bewegungsarten von Hammer/Amboß einerseits und Stapes andererseits bedingen eine Anpassung, die durch das locker gebaute kleinflächige Gelenk zwischen Amboß und Steigbügel ermöglicht wird. Wäre diese Verbindung starr, käme es zur Schwingungsbehinderung durch Klemmung im Fensterbereich.

Wie ist die verlustarme Übertragung der Schallschwingung zu erklären?

Die TGK arbeitet als Schalldruckempfänger und -transformator. Zwei Faktoren sind entscheidend: Das Flächenverhältnis des schwingungsfähigen Trommelfells zur Fläche der Fußplatte beträgt 17:1, das Längenverhältnis des Hammergriffes zum langen Amboßschenkel 1.3:1. Letzteres ist als reine Hebelübersetzung zu werten. Umgerechnet resultiert aus beiden Faktoren eine Schalldruckerhöhung von 1:22, das sind etwa 26.8 dB. Dies bedeutet, daß bei Fortfall der Kettenfunktion die Lautstärke des Schalles wesentlich höher sein muß, um eine gleich große Flüssigkeitsverschiebung zu erreichen. Diese Erkenntnis findet praktische Anwendung bei hörverbessernden Operationen (Tympanoplastik).

Welche Frequenzbereiche können über die TGK übertragen werden?

Entgegen alten Ansichten haben die Ergebnisse von Steigbügeloperationen bei Otosklerose schon vor Jahrzehnten erkennen lassen, daß Frequenzen bis nahe 10 000 Hz über die TGK übertragen werden; neuere Messungen an der Fußplatte haben dies auch bestätigt.

Haben die Binnenohrmuskeln auf die Schallübertragung einen Einfluß, wenn ja, welchen?

Bis heute ist die Bedeutung des Binnenohrmuskelreflexes nicht vollständig aufgeklärt. Tatsache ist, daß durch Schall über 80 dB eine Stapediuskontraktion ausgelöst werden kann, was in der Impedanzmessung seinen Niederschlag findet. Durch diesen Binnenohrmuskelreflex wird die Schwingungsamplitude im Tieftonbereich gemindert. Die Funktion des M. tensor tympani wird hingegen akustisch kaum nachgewiesen. Im Experiment verursacht er eine zusätzliche Amplitudenbegrenzung, wobei ihm eine Rückstellfähigkeit (Antagonist zum Stapedius) zu eigen ist. Insgesamt werden zu große Amplituden vermindert, wobei ein Schutz für das Vestibularorgan zu vermuten ist. Ein Schutz des Hörorganes ist weniger anzunehmen: Bei Einzelimpulsen ist die Reflexzeit zu lange, bei schädigendem Lärm sollte vor allem im Hochtonbereich ein Schutz gegeben sein, was nicht der Fall ist. Im Hochtonbereich ist sogar ein gegenteiliger Effekt durch die Abstimmung der Eigenresonanz zu den höheren Frequenzen hin experimentell feststellbar.

Was bewirkt der Schalleintritt in der Schnecke?

Die mechanisch-akustischen Vorgänge in der Schnecke sind am besten durch die hydrodynamische oder Wanderwellentheorie nach v. Békésy erklärbar: Eine im Vestibulum labyrinthi entstehende Welle pflanzt sich in der inkompressiblen Innenohrflüssigkeit gegen das Helikotrema fort und bewirkt an bestimmten Stellen der Basilarmembran die Bildung eines Wirbelpaares. Dadurch kommt es frequenzabhängig zu einer Maximalauslenkung. Diese ist bei hohen Frequenzen nahe der Schneckenbasis, bei tiefen nahe dem Helikotrema. Damit ist eine erste, wenn auch nicht ausreichende Frequenzanalyse gegeben. (Derzeit steht in wissenschaftlicher Diskussion, inwieweit efferente Nervenfasern durch selektive Erregung der Sinneszellen eine Schärfung des Frequenzreizmusters herbeiführen.) Die Maximalauslenkung durch die aperiodische Schwingung bewirkt Bewegungen der Membrana tectoria und der Basilarmembran und somit auch eine Lymphströmung mit Verbiegung der Zilien. Zuletzt kommt es dadurch in der Sinneszelle zum Auftreten eines bioelektrischen Impulses.

Reizantwort

Welche elektrischen Potentiale sind am Hörvorgang beteiligt?

Es werden drei verschiedene Potentiale unterschieden:
a) *Bestandsstrom* oder *Gleichspannungspotential*. Diese Spannung kommt einerseits zwischen Endolymphe (+) und Perilymphe und andererseits zwischen Cortischem Organ (—) und der Perilymphe zustande und entspricht im Prinzip einem galvanischen Element. Die Spannung entsteht offensichtlich durch den

unterschiedlichen K-Na-Ionengehalt beider Flüssigkeiten. Die Spannungsdifferenzen können bis zu 100 mV betragen! Dieses Potential fällt bei Beschallung etwas ab, was eine Funktion als „Energielieferant" vermuten läßt.

b) *Reizfolgestrom.* In der Nähe des Ohres kann mit Elektroden bei Schalleinwirkung eine Wechselspannung registriert werden, die dieselbe Frequenz aufweist und nur bei intakten Sinneszellen auftritt. Man bezeichnet diese Spannung daher auch als Analogpotential. Die Bedeutung dieses Signals ist noch nicht völlig klargestellt. Diskutiert wird ein gewisser Nebeneffekt bei Erregung der Sinneszellen.

c) *Aktionsstrom* der Nervenfaser, ein Digitalpotential, das dem Alles-oder-Nichts-Gesetz entspricht. Die Impulsfrequenz hängt nicht mehr von der Tonfrequenz ab, sondern entspricht der Erregungsintensität der Sinneszelle.

Erfordern die über den N. cochlearis laufenden Aktionspotentiale eine weitere zentral-nervöse Verarbeitung?

Unbedingt! Es ist ähnlich wie bei einem Antennensignal für ein Fernsehgerät, das erst durch Dekodierung und Synchronisation zu einem Bild zusammengebaut werden muß. Der dem Ohr zugeführte Schall wird durch die Sinneszellen hinsichtlich Schallfrequenz und -intensität kodiert, auch Richtungswinkel, Entfernung und Phasenlage werden berücksichtigt. Das so zustandegekommene Erregungsmuster der Basilarmembran wird tonotop in den Neuronen und übergeordneten Zentren abgebildet. Dort kommt es schließlich zur Frequenzanalyse, Diskrimination, Integrierung und Dekodierung. Erst dann wird das akustische Signal zu einem verständlichen Höreindruck.

Physiologie des Gleichgewichtsapparates
Welche Strukturen dienen der räumlichen Orientierung?

Vor allem die Gleichgewichtsorgane, Augen und Somatosensorik. Andere Sinnesorgane treten zurück.

ERKLÄRUNG: Die Orientierung des Organismus im Raum setzt die Wahrnehmung von Bezugsgrößen der Umwelt und die Ausrichtung auf diese Bezugsgrößen mit Hilfe der Stell- und Blickmotorik voraus.
Informationen über Bezugsgrößen werden von den Sinnesorganen folgendermaßen geliefert:
Gleichsgewichtsorgane: Erdmittelpunkt, Raumkoordinaten.
Auge: orientierte optische Fixpunkte.
Somatosensorik: momentane Stellung der Gelenke, der Wirbelsäule (Stellung des Kopfes zum Rumpf), der Muskelspannung.
Stimmen die Informationen, die die Sinnesorgane dem ZNS liefern, inhaltlich überein, ist das Individuum räumlich orientiert. Stimmen die Informationen nicht überein (z. B. bei Labyrintherkrankungen, Sehstörungen, Muskel-, Gelenk-, und Wirbelsäulenerkrankungen), tritt eine Orientierungsstörung auf, die als Schwindel empfunden wird.
Auf entsprechende Informationsdiskrepanzen gehen auch Kinetosen und bis zu einem gewissen Grad der Höhenschwindel zurück.

Auf welche Weise funktionieren die Gleichgewichtsorgane (vestibuläre Labyrinthe)?

Sie registrieren mittels der vestibulären Haarzellen (Mechanorezeptoren) Linear- und Winkelbeschleunigungen in folgender Zuordnung (bei aufrechter Körperstellung).
Sakkulus: Linearbeschleunigung in der Senkrechten.
Utrikulus: Linearbeschleunigung in der Waagrechten.
Bogengänge: Winkelbeschleunigungen in den drei Raumebenen.

ERKLÄRUNG: Die Registrierung des Erdmittelpunkts mittels der Erdbeschleunigung gibt den Bezugspunkt („oben — unten") an. Davon leiten sich die Raumgrößen vorne — hinten, links — rechts ab. Die Bogengänge registrieren im Rahmen einer Bewegung die jeweilige Stellung des Kopfes im Raum in bezug zur Ausgangslage.

10 Ohr

Untersuchungsmethoden

Anamnese

Welche Hauptfragen sind bei einer allgemeinen Anamneseerhebung zu stellen?

a) Wie haben die Beschwerden begonnen?
b) Wann haben die Beschwerden begonnen?
c) Welche Hauptbeschwerden liegen vor?
d) Was ist bisher geschehen?
e) Warum kommt der Patient jetzt zum Arzt?

Bei welchen Ohrerkrankungen ist die Familienanamnese wichtig und warum?

a) Verdacht auf angeborene Schwerhörigkeit — erbmäßig bedingt.
b) Ohrmißbildungen — erblich bedingt.
c) Otosklerose — gehäuftes familiäres Vorkommen.

ERKLÄRUNG: a) Etwa 50% der angeborenen Schwerhörigkeiten sind erblich bedingt. Ein Teil dieser Schwerhörigkeiten bleibt jedoch in den ersten Lebensjahren unbemerkt, da es sich um progrediente Schwerhörigkeiten handelt.
b) Ohrmißbildungen allein oder kombiniert mit anderen Störungen können veranlagungsbedingt sein.
c) Bei Otosklerose ist eine familiäre Häufung nachgewiesen, wenn die Ursache hierfür auch unklar ist.

Welche Fragen müssen bei der angeborenen oder frühkindlich erworbenen Schwerhörigkeit gestellt werden?

a) Schwerhörigkeit in der Familie?
b) Erkrankungen während der Schwangerschaft (besonders Rubeolen)?
c) Probleme bei der Geburt (Hypoxie, Geburtsgewicht unter 1500 g)?
d) Hyperbilirubinämie, Rhesusinkompatibilität, Infektionen (Masern, Mumps, Meningitis)?

ERKLÄRUNG: Diese Erkrankungsgruppe kann in zeitlich drei Abschnitten verursacht werden:
1. *Pränatal* durch Chromosomenschäden, Infektionen (besonders Rubeolen im 3. Schwängerschaftsmonat) oder Toxine (Medikamente oder Endotoxine bei Stoffwechselerkrankungen).
2. *Perinatal* durch vermindertes Geburtsgewicht, verzögerte Geburt und dadurch Hypoxie, selten Geburtstraumen.
3. *Postnatal* toxisch durch Hyperbilirubinämie und Infektionen.

Welche Schmerzsymptomatik ist für welche Ohrerkrankung charakteristisch?

a) *Otitis externa* — bei Bewegung der Ohrmuschel stechende, starke Schmerzen nach kaudal ausstrahlend.
b) *Otitis media acuta* — stechender, klopfender Schmerz im Ohr.
c) *Tubenkatarrh* — Druckgefühl im Ohr, Änderung bei Schneuzen, Gähnen oder Schlucken.
d) *Mastoiditis, Sinusthrombose* — bohrender Schmerz, Druckschmerz am Mastoid.

ERKLÄRUNG: a) Durch Schwellung starker Druckschmerz, oft Perichondritis, Lymphknotenmitbeteiligung, deswegen Ausstrahlen nach kaudal und präaurikulär in das Lymphabflußgebiet.
b) Durch Eiteransammlung im Mittelohr starke Schmerzen bis zur Verminderung des Druckes (z. B. Perforation oder Sekretverminderung durch Antibiotikaeinfluß).
c) Durch Änderung der Druckverhältnisse zwischen Mittelohr und Umgebung, durch schlechte Tubenfunktion Auftreten der Schmerzsymptomatik, welche durch Druckänderung (z. B. Schlucken) verändert werden kann.
d) Durch entzündliche Einschmelzungsprozesse, pochende Schmerzen, die durch Druck verstärkt werden.

Welche anamnestischen Hinweise sind zur Diagnostik des Tinnitus wesentlich?

a) Einseitig oder beidseitig.
b) Akutes Auftreten oder seit langem bestehend.
c) Ungefähre Frequenz (Brummen oder Zischen und Pfeifen).
d) Abhängigkeit von äußeren Einflüssen oder unbeeinflußbar.

ERKLÄRUNG: a) Einseitiger Tinnitus ist fast immer ohrbedingt (Hörsturz, Akustikusneurinom, Morbus Ménière, ...); beidseits oft durch degenerative Prozesse (Altersschwerhörigkeit) oder internistische Erkrankungen (Stoffwechselerkrankungen, Hypertonie) bedingt.
b) Lange bestehender, gleichbleibender Tinnitus, vor allem wenn beidseits meist harmlos. Plötzlich auftretender Tinnitus erfordert genaue Abklärung (z. B. Akustikusneurinom).
c) Tieffrequent spricht eher für Ursache im äußeren Gehörgang oder Mittelohr (Cerumen obliterans, Otosklerose, Glomustumor). Zischen und Pfeifen mehr für innenohr- bzw. nicht otogen bedingten Tinnitus.
d) Art der Beeinflussung kann auf Ursache hindeuten (z. B. bei Blutdrucksteigerung, bei Lageänderung, bei Kieferbewegungen und dadurch Änderung des äußeren Gehörganges).

Inspektion und Palpation des Ohres

Welche anatomischen Teile müssen bei der Ohrinspektion beurteilt werden?

a) Ohrmuschel.
b) Gehörgang.
c) Trommelfell (wenn perforiert, Mittelohr).
d) Mastoid.
e) Lymphknotenabflußgebiet (präaurikulär und kaudal der Ohrmuschel).

Welche Veränderungen können bei der Inspektion auffallen?

a) *Mißbildung* (präaurikuläre Fisteln, Ohrmuschelmißbildung, Gehörgangsatrophie).
b) *Schwellung* (bei Mastoiditis, Perichondritis, Otitis externa, Hämatome).
c) *Rötung* (Mastoiditis, Perichondritis, Abszesse, Otitis externa).
d) *Sekretion* aus dem Gehörgang (Schleim, Eiter, Blut, Liquor).

Welche sind die Hauptursachen einer pathologischen Sekretion aus dem Gehörgang?

a) Schleimig, nichtfötid — chronische Otitis media.
b) Eitrig, nichtfötid — Gehörgangabszeß, Otitis media akuta.
c) Schmierig, fötid — Otitis externa, Cholesteatom.
d) Blutig — Verletzung im äußeren Ohr, Trommelfellperforation oder Schläfenbeininfraktur, Grippeotitis, exulzerierter Tumor.
e) Klar, wäßrig — seröse Sekretion bei Otitis externa oder Liquor bei Schläfenbeinfraktur.

Was versteht man unter Otoskopie?

Darunter versteht man die Ohrspiegelung, d. h. die Betrachtung des Trommelfells. Dies ist nur mit speziellen Lichtquellen möglich:
a) Betrachtung mit perforiertem Hohlspiegel und zusätzlicher Lichtquelle.
b) Otoskop: Dies ist ein Ohrtrichter mit eigener Lichtquelle im Haltestab (Batterie oder Akku).
c) Binokularmikroskop (Verstärkung 10—40fach).

ERKLÄRUNG: a) Im Rahmen der allgeminen HNO-Untersuchung wird dieses System bevorzugt.
b) Bei Ärzten anderer Fachrichtungen, die mit dem Stirnreflektor wenig Übung haben, ist die Trommelfellbeurteilung mit dem Otoskop leicht möglich.
c) Zur genauen Inspektion des Trommelfells bzw. der Mittelohrstrukturen ist diese vergrößernde Methode zu bevorzugen.

Wie wird die klassische Otoskopie durchgeführt?

Der Untersucher trägt einen Stirnreflektor (perforierter Hohlspiegel, Brennweite 10—20 cm). Durch eine Lichtquelle wird Licht auf den Spiegel und von dort Richtung Patientenohr eingestellt. Die Ohrmuschel des Patienten wird nach hinten oben gezogen, um den Gehörgang zu strecken (natürliche Knickbildung zwischen knorpeligem und knöchernem Gehörgang). Der Kopf des Patienten wird am Scheitel etwas vom Untersucher weggedrückt (um die Trommelfellebene senkrecht einzustellen). Mit einer leicht drehenden Bewegung wird ein Ohrtrichter passender Größe mit einer Hand in den äußeren Teil des Gehörganges eingeführt, die andere Hand des Untersuchers bestimmt die Kopfposition des Patienten.

Worauf muß bei Trommelfellinspektion geachtet werden?

a) Farbe des Trommelfells.
b) Stellung des Trommelfells.
c) Kontinuität des Trommelfells.

ERKLÄRUNG: a) Normalbefund — perlgrau. Akute Entzündung — gerötet. Narbig — weißlich oder besonders blasse Einlagerungen.
b) Retrahiert — bei Unterdruck, wie z. B. Tubenkatarrh. Vorgewölbt — bei akuter Otitis, Seromukotympanon, Hämatotympanon.
c) Normalbefund: Trommelfell intakt. Pathologisch: Perforation. Hierbei Unterscheidung zwischen zentraler oder randständiger Perforation entscheidend.

Tubenfunktionsprüfungen

Wann werden Tubenfunktionsprüfungen durchgeführt?

a) Bei Verdacht auf Tubenfunktionsstörungen durch lokale Erkrankungen.
b) Vor jeder Mittelohroperation.
c) Bei Tauglichkeitsuntersuchungen für Arbeiten unter extremen Druckverhältnissen.
d) Vor jeder Stapediusreflexmessung.

ERKLÄRUNG: a) Bei Verdacht auf Tubenmittelohrkatarrh, aufgrund von Adenoiden, Tumoren im Epipharynx, Infekten im Nasenrachenraum.
b) Bei den meisten Mittelohroperationen ist eine gute Tubendurchgängigkeit Voraussetzung für einen guten Operationserfolg.
c) Diese Untersuchungen werden z. B. bei Tauchern, Flugpersonal oder Druckkammerarbeitern (Bergbau, Tunnelbau) durchgeführt.
d) Die Grundvoraussetzung zur Ableitung des Stapediusreflexes sind normale Druckverhältnisse im Mittelohr.

Welche Tubenfunktionsprüfungen gibt es?

a) Valsalvaversuch.
b) Politzerversuch.
c) Tubenkatheter.
d) Tympanometrie.

ERKLÄRUNG: a) Der Patient holt tief Luft, schließt den Mund, hält beide Nasenlöcher zu und preßt. Dadurch wird die Luft im Epipharynx über die Tube in das Mittelohr geblasen. Der Arzt kontrolliert entweder durch die Otoskopie die Vorwölbung des Trommelfells oder durch Auskultation das entstehende Knackgeräusch.
b) Ein Nasenloch wird verschlossen, am anderen Nasenloch wird eine Metallolive mit Gummiballon angesetzt. Während der Patient Laute, wie Kekeke, Kuckuck oder Coca Cola sagt, wird mit dem Ballon Luft eingeblasen. Durch das Sprechen dieser Laute wird das Gaumensegel gehoben und der Nasenrachen abgeschlossen. Überprüfung erfolgt wie bei a).
c) Durch die Nase wird ein spezielles Metallröhrchen (Tubenkatheter) in das Tubenostium eingeführt. Auf diesen Metallkatheter wird ein Gummiballon aufgesetzt und Luft eingeblasen (Oberflächenanästhesie ist zu empfehlen).
d) Objektive Funktionsdiagnostik nur möglich bei intaktem Trommelfell.

Auf welchem Prinzip beruht die Tympanometrie?

Sie beruht auf dem Prinzip der Impedanzänderung (Änderung des akustischen Widerstandes) des Trommelfell-Mittelohrapparates.

ERKLÄRUNG: Ein Ton (meist 220 Hz) wird in den Gehörgang gesendet. Der größere Teil dieser Schallenergie wird vom Trommelfell-Mittelohrsystem auf das Innenohr übertragen, der kleinere Teil wird durch die Impedanz des Trommelfell-Mittelohrapparates reflektiert. Dieser Teil wird gemessen. Durch Änderung des Luftdruckes im äußeren Gehörgang (Überdruck und Unterdruck von —200 mm bis +200 mm Wassersäule) wird bei beweglichem Trommelfell die Impedanz geändert und gemessen.

Wie wird die Tympanometrie durchgeführt?

Der Gehörgang wird mit einem Kunststoffstöpsel luftdicht abgeschlossen. In diesem Stöpsel befinden sich drei Öffnungen:
1. Zur Druckänderung,
2. zur Aussendung eines Sondentones und
3. Bemessung des reflektierten Schallanteiles.
Die Aufzeichnung der Ergebnisse erfolgt graphisch mit einem XY-Schreiber.

ERKLÄRUNG: Bei normaler Beweglichkeit des Trommelfell-Mittelohrsystems entsteht eine regelmäßige Zacke, die ihr Maximum bei einem Druck von 0 mm Quecksilbersäule (= Normalstellung des Trommelfells) aufweist.

Welche sind die wichtigsten pathologischen Befunde der Tympanometrie?

a) Kurvenmaximum nach links oder rechts verschoben.
b) Flache Kurve.
c) Nach oben offenes Dreieck.
d) Kein Meßergebnis, völlig gerader Strich an der Basis der x-Achse.

ERKLÄRUNG: a) Liegt das Maximum zwischen —200 und 0 mm Wassersäule, bedeutet dies, daß ein Unterdruck im Mittelohr vorliegt (z. B. Tubenkatarrh).
b) Eine sehr flache, nach links verschobene Kurve bedeutet eine erhöhte Impedanz, wie z. B. bei Mukotympanon oder Adhäsivprozeß.
c) Eine hohe, sehr steile, nach oben offene Kurve (offen, da weitere Aufzeichnung wegen Papiergrenze nicht möglich) bedeutet verminderten Widerstand, z. B. Gehörknöchelchenluxation oder atrophe Narbe.
d) Kein Druckaufbau möglich, z. B. bei Trommelfell-Perforation.

Hörprüfungen

Welche Aussagen werden von einer Hörprüfung erwartet?

a) Das Vorliegen einer eventuellen Hörstörung, für beide Seiten getrennt.
b) Das Ausmaß der Hörstörung (Quantität).
c) Die Art der Hörstörung (Qualität).
d) Die genaue Lokalisation der Hörstörung (Topodiagnostik).

ERKLÄRUNG: a) Bestimmung der asymmetrischen oder symmetrischen Hörstörung.
b) Einstufung in normalhörend, geringgradig, mittelgradig, hochgradig oder an Taubheit grenzend schwerhörig bzw. Taubheit (= Surditas).
c) Unterscheidung zwischen Schalleitungs-, Schallempfindungs- oder kombinierter Schwerhörigkeit.
d) Differenzierung der Schallempfindungsschwerhörigkeit, z. B. kochleär — retrokochleär oder Differenzierung der Schalleitungsschwerhörigkeit, z. B. Otosklerose oder chronische Otitis media.

Welche Arten von Hörprüfungen gibt es?

a) Klinische und audiologische Hörprüfungen.
b) Schwellenaudiometrie und überschwellige Audiometrie.
c) Subjektive Audiometrie und objektive Audiometrie.

ERKLÄRUNG: a) Die klinische Hörprüfung ist die Grundlage aller weiteren Prüfungen und kann von jedem Arzt ausgeführt werden. Audiometrische Prüfungen erfordern eine apparative Ausstattung und sind Aufgabe von Spezialisten.
b) Bei der Schwellenaudiometrie wird die Tonhörschwelle (Tonaudiometrie oder ERA) und die Sprachverständlichkeitsschwelle (Sprachaudiometrie) bestimmt.
c) Bei der subjektiven Audiometrie ist die Mitarbeit des Patienten nötig. Bei der objektiven Audiometrie ist sie davon unabhängig. Die Ergebnisse beider Methoden werden jedoch vom Audiologen bzw. HNO-Arzt subjektiv interpretiert.

Welche klinischen Hörprüfungen gibt es?

a) Stimmgabelprüfungen nach Weber und Rinne.
b) Sprachabstandsprüfung für Flüster- und Umgangssprache.

ERKLÄRUNG: a) Mit der Stimmgabel (128—512 Hz) kann durch die Kombination des Weberschen und Rinneschen Versuchs eine Differenzierung zwischen Schalleitungs- und Schallempfindungsschwerhörigkeit erfolgen (für beide Seiten getrennt).
b) Die Sprachabstandsprüfung gibt eine Aussage über den Schweregrad der Hörstörung. Durch den Vergleich zwischen Umgangssprache- und Flüstersprachprüfung kann eine grobe Differenzierung im Tiefton- und Hochtonbereich erfolgen (Flüstersprache im Hochtonbereich schlechter).

Wie werden die Stimmgabeltests durchgeführt?

a) Beim *Weberschen Versuch* wird die angeschlagene Stimmgabel auf die Schädelmitte aufgesetzt. Beim Normalhörenden oder symmetrisch Hörenden wird der Ton in beiden Ohren gleichmäßig gehört. Beim asymmetrisch Hörenden wird der Ton in einem Ohr verstärkt gehört (= lateralisiert). Bei Schalleitungsschwerhörigkeit wird der Ton in das erkrankte Ohr lateralisiert, bei Schallempfindungsschwerhörigkeit wird der Ton ins Gegenohr lateralisiert.
b) Beim *Rinneschen Versuch* wird die angeschlagene Stimmgabel vor das Ohr (Luftleitungsübertragung) gehalten und dann auf den Mastoid aufgesetzt (Knochenleitungsübertragung). Beurteilt wird der Lautstärkevergleich. Normalbefund: Stimmgabel wird vor dem Ohr lauter gehört (ebenso bei Schallempfindungsschwerhörigkeit). Bei Schalleitungsschwerhörigkeit wird der Ton am Mastoid lauter gehört.

ERKLÄRUNG: a) Der Ton wird über den Schädelknochen auf beide Innenohren gleichmäßig übertragen und somit auf beiden Ohren gleich gut gehört. Ist das Innenohr auf einer Seite geschädigt (Schallempfindungsschwerhörigkeit), wird der Ton hier schlechter, d. h. am gesunden Ohr lauter empfunden. Bei der Schalleitungsschwerhörigkeit wird der Ton ins erkrankte Ohr übertragen.
b) Durch die Verstärkungsleitung des Mittelohres werden Töne über Luftleitung lauter empfunden, als über Knochenleitung. Bei Verminderung oder Ausfall der Verstärkung des Mittelohres (Schalleitungsschwerhörigkeit) fällt diese Verstärkung weg und damit wird der Ton am Mastoid gleich laut oder lauter empfunden.
Diese beiden Stimmgabelbefunde führen nur in Kombination zu einer sinnvollen Aussage.

Wie wird die Sprachabstandsprüfung (Hörweitenprüfung) durchgeführt?

Das Testmaterial stellen viersilbige Zahlwörter zwischen 21 und 99 dar. Jedes Ohr wird getrennt geprüft. Die Zahlwörter müssen richtig nachgesprochen werden bei zunehmend größeren Abstand vom Patienten (von der Ohrmuschel bis 8 Meter Entfernung). Geprüft wird
a) das Verständnis für Flüstersprache, wobei das Gegenohr durch Zuhalten mit dem Finger vertäubt wird und
b) mit Umgangssprache, wobei das Gegenohr mit einer Lärmtrommel nach Barany (etwa 80 dB) vertäubt wird.

ERKLÄRUNG: a) Die Flüstersprache ist vor allem bei Hochtonschwerhörigkeiten im Verständnis herabgesetzt.
b) Die Umgangssprache ist vor allem bei Tieftonschwerhörigkeiten herabgesetzt.
Die Hörweitenprüfung stellt eine sehr grobe Überprüfung des Gehöres dar, da ausschließlich mit Zahlen geprüft wird und da der Erfolg der Hörprüfung sehr von den akustischen Raumverhältnissen (Halligkeit, Umgebungslärm) abhängig ist.

Wozu dient die klinische Hörprüfung?

Zur groben Orientierung,
a) ob und auf welchem Ohr eine Hörstörung vorliegt,
b) ob es sich um eine Schallempfindungs- oder Schalleitungsschwerhörigkeit handelt,
c) wie groß das Ausmaß der Hörstörung ist.

ERKLÄRUNG: a) Stimmgabelprüfung und Hörweitenprüfung.
b) Stimmgabelprüfungen.
c) Hörweitenprüfung.

Wie wird der Grad der Schwerhörigkeit eingeteilt (nach dem Verständnis von Umgangssprache)?

a) *Über 6 Meter* Normalhörigkeit.
b) *4—6 Meter* geringgradige Schwerhörigkeit.
c) *1—4 Meter* mittelgradige Schwerhörigkeit.
d) *0,25—1 Meter* hochgradige Schwerhörigkeit.
e) *a.c. (= ad concham) — 0,25 Meter* an Taubheit grenzende Schwerhörigkeit.
f) *Keine Verständlichkeit für Umgangssprache* Taubheit.

Was versteht man unter Tonschwellenaudiometrie?

Das ist die Hörschwellenbestimmung (in Dezibel = dB) in einem Frequenzbereich von 125 bis 8000 Hz. Die Prüfung erfolgt über Luftleitung und Knochenleitung, für beide Ohren getrennt.

Wie wird die Tonaudiometrie durchgeführt?

Prinzipiell erfolgt zuerst die Überprüfung über Luftleitung, dann über Knochenleitung, beginnend mit dem jeweils besseren Ohr. In einer bestimmten Frequenz wird ein Sinuston so lange lauter gedreht (von —10 dB Lautstärke beginnend) bis der Patient den Ton hört. Dann erfolgt die Überprüfung der nächsten Frequenz ...

ERKLÄRUNG: Durch die klinische Hörprüfung wird vorerst die bessere Seite bestimmt und zuerst audiometriert. Danach erfolgt die Überprüfung der schlechteren Seite mit entsprechender Vertäubung (die Ausschaltung des besseren Ohres ist nötig, um ein Überhören des Tones zu vermeiden).

Wann ist eine Vertäubung bei der Tonaudiometrie notwendig?

Bei Vorliegen einer asymmetrischen Schwerhörigkeit, bei der Überprüfung der schlechteren Seite, bei einer Luftleitungsdifferenz von mehr als 50 dB, bei einer Knochenleitungsdifferenz von mehr als 5 dB.

ERKLÄRUNG: Ab den obengenannten Werten erfolgt das Überhören auf die andere Seite, weshalb das bessere Ohr ausgeschaltet werden muß. Die Vertäubung erfolgt mit Schmalbandrauschen über Luftleitungsübertragung nach bestimmten Vertäubungsregeln.

Was kann ein Tonaudiogramm aussagen?

Für beide Ohren getrennt:
a) Das Ausmaß des Hörverlustes,
b) den Frequenzverlauf der Hörkurve,
c) die Lokalisation der Schwerhörigkeit.

ERKLÄRUNG: a) Exakte Bestimmung des Hörverlustes für Sinustöne.
b) Der Hörverlust in den einzelnen Frequenenz wird exakt bestimmt. Dies ist wichtig für Differentialdiagnosen der Hörstörung (da bestimmte Erkrankungen charakteristische Kurvenverläufe zeigen) und zur Hörgeräte-Anpassung (Frequenzeinstellung des Hörgerätes).
c) Durch die Lage der Knochenleitungs- und Luftleitungskurve zueinander kann festgestellt werden, ob es sich um eine Schallleitungs-, Schallempfindungs- oder kombinierte Schwerhörigkeit handelt.

Wie sind die Kurvenverläufe der verschiedenen Schwerhörigkeitsarten im Tonaudiogramm?

a) *Schalleitungsschwerhörigkeit* — Knochenleitungskurve normal, Luftleitungskurve pathologisch.
b) *Schallempfindungsschwerhörigkeit* — Knochenleitungs- und Luftleitungskurve liegen aufeinander, sind aber beide pathologisch.
c) *Kombinierte Schwerhörigkeit* — Diskrepanz zwischen Knochenleitungs- und Luftleitungskurve; beide liegen aber pathologisch.

Was versteht man unter Unbehaglichkeitsschwelle und wie wird sie bestimmt?

a) Diese Schwelle liegt beim Normalhörenden in allen Frequenzbereichen bei 110 dB. Sie gibt an, wann ein Sinuston (oder Schmalbandrauschen) als unangenehm empfunden wird.
b) Sie wird bestimmt mit dem Tonaudiometer, indem innerhalb einer Sekunde, in einer bestimmten Frequenz die Lautstärke von 0 bis zum Erreichen einer Unbehaglichkeitsäußerung des Patienten gesteigert wird. (Nicht Schmerzschwelle!)

Was versteht man unter Dynamikbereich und wie wird er bestimmt?

a) Dies ist der Bereich zwischen Hörschwelle und Unbehaglichkeitsschwelle. Er beträgt beim Normalhörenden 110 dB.

b) Die Bestimmung erfolgt durch Subtraktion der Hörschwelle von der Unbehaglichkeitsschwelle in den einzelnen Frequenzen.

ERKLÄRUNG: Bei Innenohrschwerhörigkeiten ist der Dynamikbereich von beiden Seiten her (Hörschwelle und Unbehaglichkeitsschwelle) stark eingeschränkt. Der Dynamikrestbereich ist sehr eng, was durch ein vorhandenes Recruitment bedingt ist. Dies ist z. B. wesentlich bei der Anpassung von Hörgeräten.

Was versteht man unter Sprachaudiometrie?

Dem Patienten wird akustisch genormte Sprache (Tonbänder, Platten, ...) angeboten und er muß das Gehörte wiederholen. Diese Überprüfung erfolgt in zunehmender Lautstärke. Beurteilt wird der Prozentsatz des richtig Nachgesprochenen.

Wie erfolgt die Sprachaudiometrie?

a) Über Luftleitungskopfhörer oder Lautsprecher (Freifeldaudiometrie).
b) Mit/ohne genormtes Hintergrundgeräusch.

ERKLÄRUNG: a) Wenn das Tragen von Kopfhörern nicht möglich ist (z. B. mit Hörgerät), wird das Sprachmaterial über Lautsprecher in einem besonders adaptierten Raum vorgenommen.
b) Hauptaufgabe der Sprachaudiometrie ist die Beurteilung des Sprachverständnisses. Die soziale Behinderung eines Schwerhörigen in seiner Alltagsumgebung kann nicht durch das Tonaudiogramm, sondern nur durch das Sprachaudiogramm bestimmt werden. Da in der Alltagssituation meist Nebengeräusche vorhanden sind, empfiehlt sich bei entsprechender Fragestellung die Überprüfung des Sprachverstehens im Lärm.

Was ist der Freiburger-Sprachverständlichkeitstest?

a) Ein genormter Sprachtest für den deutschsprachigen Raum.
b) Er besteht aus Reihen von zweistelligen Zahlwörtern zur Errechnung des Hörverlustes für Zahlen, und aus einem zweiten Teil mit einsilbigen Substantiva zur Errechnung des Diskriminationsverlustes.

ERKLÄRUNG: Der Hörverlust für Zahlen ist jener db-Wert (Lautstärke), bei dem 50% der vorgesprochenen Zahlwörter richtig nachgesprochen werden. Beim Normalhörenden liegt dieser Wert bei 18,5 dB. Der Diskriminationsverlust ist jener Prozentwert, der angibt, wieviel Prozent der Einsilber bei einer bestimmten Lautstärke falsch nachgesprochen wurden. Der reziproke Wert wird als Diskriminationsvermögen bzw. Verständlichkeit in Prozent angegeben.

Wozu dient die Sprachaudiometrie?

a) Zur Bestimmung der Sprachverständlichkeit. Dies ist wichtig für die Hörgeräte-Anpassung, bei gehörverbessernden Operationen oder bei der Begutachtung.
b) Zur Topodiagnostik. Eine Unterscheidung zwischen kochleär, retrokochleär und Schalleitungsschwerhörigkeit ist möglich.

ERKLÄRUNG: a) Die Sprachaudiometrie ist bei den obenerwähnten Fragestellungen, neben der Tonaudiometrie eine Standarduntersuchung.
b) Bei vorliegenden Recruitment (Innenohrschwerhörigkeit), nimmt das Diskriminationsvermögen bei größeren Lautstärken wieder ab. Bei Vorliegen eines retrokochleären Schadens ist das Diskriminationsvermögen wesentlich schlechter, als aus dem Tonaudiogramm des Patienten zu erwarten wäre (zum Verstehen von Sprache ist eine zentrale Komponente notwendig).

Wie ist die Kurzbeschreibung der wichtigsten überschwelligen Tests?

a) *Binauraler Lautheitsvergleich nach Fowler*: Für diesen Test ist eine Differenz der Knochenleitungshörschwellen zwischen beiden Ohren von mindestens 30 dB nötig. Am gesunden Ohr wird 20 dB überschwellig ein Ton angeboten, am erkrankten Ohr wird die Lautstärke so lange nachgeregelt, bis der Ton gleich laut mit der Gegenseite empfunden wird. Danach wird der Ton am besseren Ohr um 10 dB erhöht und derselbe Vorgang wiederholt.
b) *SISI-Test* (= Short-Increment-Sensitivity-Index): Ein Prüfton, 20 dB über der Hörschwelle, wird angeboten und im Abstand von 5 Sekunden ändert sich der Pegel des Tones, während einer Dauer von 0,2 Sekunden (1 dB Pegelanstieg). Insgesamt werden 20 Änderungen angeboten. Ausgewertet wird der Prozentsatz an wahrgenommenen Sprüngen.

ERKLÄRUNG: a) Liegt auf einer Seite ein positives Recruitment vor, benötigt man auf diesem Ohr jeweils nur geringere, zusätzliche Verstärkung, als auf dem normalen Ohr, um die gleiche Lautheitsempfindung auszulösen. Wird bei größeren Lautstärken schließlich rechts und links die gleiche Lautstärke gleich laut empfunden, liegt ein Lautheitsausgleich vor.
b) Nimmt der Schwerhörige über 80% der Lautstärkeerhöhungen wahr, so ist der Test positiv, was für eine sensorische Schwerhörigkeit spricht (positives Recruitment).

Was sind die wichtigsten Hörermüdungstests und wie werden sie durchgeführt?

a) *Der Carhard-Schwellenschwundtest*: Die Hörschwelle eines Dauertones verschlechtert sich bei pathologischer Hörermüdung (neurale Schwerhörigkeit), so daß die Lautstärke laufend (in 5-dB-Schritten) erhöht werden muß, damit der Patient den Ton wieder wahrnimmt.

b) *Bekesy-Audiometrie*: Die Hörschwelle des Patienten wird fortlaufend automatisch aufgezeichnet, indem der Patient durch Knopfdruck bekannt gibt, wenn er den Ton hört (daraufhin sinkt Lautstärke im Audiometer automatisch ab). Ist der Ton für den Patienten nicht mehr hörbar, wird dies durch Knopfdruck signalisiert (die Lautstärke des Audiometers nimmt automatisch wieder zu). Geprüft wird sowohl die Hörschwelle für Dauerton, als auch für Impulston.

ERKLÄRUNG: a) Gemessen wird, um wieviel sich die Hörschwelle eines Prüftones bei Belastung des Ohres an der Hörschwelle verändert. Eine sehr rasche Schwellenabwanderung wird als pathologische Hörermüdung im Sinne einer retrokochleären Hörstörung gewertet.
b) Bei Normalhörenden laufen die Kurven für Impuls- und Dauerton identisch. Bei retrokochleären Hörstörungen entsteht eine unbegrenzte Separation der Dauertonschwelle von der Impulstonschwelle. Durch die pathologische Hörermüdung müssen, bei Anbietung eines Dauertones, die Pegel laufend erhöht werden, damit der Ton noch empfunden werden kann.

Was versteht man unter objektiver Audiometrie?

a) Dies sind Methoden der Hörprüfung, die nicht von der Mitarbeit des Patienten abhängen. Die Messung der Hörleistung erfolgt apparativ. Die Interpretation der Ergebnisse jedoch subjektiv durch den Untersucher.
b) Dazu zählen die ERA (= Electric Response Audiometry) und die Stapediusreflexprüfung.

ERKLÄRUNG: Die objektive Audiometrie stellt in speziellen Fällen eine wertvolle Ergänzung anderer audiometrischer Prüfungen dar. Die alleinige objektive Audiometrie ist in ihrer Aussagekraft jedoch beschränkt.

Was versteht man unter ERA?

Periodisch einwirkende Schallreize werden mittels eines Elektroenzephalogramms dargestellt, wobei spezifische Reaktionen auf akustische Sinnesreize (= akustisch evozierte Potentiale = AEP) aus den übrigen elektrischen Potentialschwankungen isoliert werden (Electric Response Audiometry = ERA).

ERKLÄRUNG: Die ERA ist technisch aufwendig und nicht immer leicht zu interpretieren. Dieses Verfahren bleibt Spezialabteilungen vorbehalten, ist jedoch aus der audiologischen Gesamtdiagnostik nicht mehr wegzudenken.

Für welche Fragestellungen wird die ERA herangezogen?

a) Zur Topodiagnostik, speziell zur Differenzierung von kochleären und retrokochleären Hörstörungen (z. B. Akustikusneurinom).
b) Zur Hörschwellenbestimmung bei Kindern.
c) Zur Hörschwellenbestimmung bei Erwachsenen mit Verdacht auf Simulation oder Aggravation.

Auf welchem Prinzip beruht die Stapediusreflexprüfung?

Bei Beschallung eines Ohres mit einem überschwelligen Reiz (85 dB überschwellig) wird ein Reflexbogen ausgelöst, der über das Ohr zum Hörnerven, der zentralen Hörbahn und den Kerngebieten führt, um dort über die Fazialiskerne und den Nervus facialis zum Musculus stapedius zurückzulaufen, wodurch es zur bilateralen Kontraktion des Muskels kommt. Diese Muskelkontraktion führt zur Änderung der Mittelohrverhältnisse und kann bei normalen Druckverhältnissen (normaler Tympanometrie) über die Impedanzprüfung gemessen werden.

ERKLÄRUNG: Dieser Reflex kann nur stattfinden, wenn folgende
Gebiete funktionsfähig sind:
Ausreichendes Hörvermögen am beschallten Ohr, inkl. Kerngebiet des Nervus acusticus und Nervus facialis; der Nervus facialis bis zur Abgabe seines Astes in den Musculus stapedius; weiters die Muskelkontraktion und die Bewegung des Steigbügels möglich sind und normale Druckverhältnisse im Mittelohr vorliegen.

Wie wird der Stapediusreflex geprüft?

Im Rahmen der Impetanzaudiometrie nach erfolgter Tympanometrie. Die Beschallung des Ohres kann auf der gleichen Seite (ipsilateral) und der Gegenseite (kontralateral) der Sondenmessung erfolgen.

Welche sind die Hauptindikationen zur Stapediusreflexmessung?

a) Verdacht auf Nichtfunktionieren der Gehörknöchelchenkette (Otosklerose, Gehörknöchelchenluxation).
b) Indirekte Hörschwellenbestimmung (Reiz wird 85 dB über der Schwelle ausgelöst).
c) Zur Unterscheidung von kochleär und retrokochleär (Spezialform des Testes).
d) Zur Topodiagnostik des Nervus facialis.
e) Aggravationstest.

ERKLÄRUNG: a) Wichtigster Test zur Sicherung der Diagnose
Otosklerose (da bei normalem Tympanogramm und vorliegender
Schalleitungsschwerhörigkeit der Reflex nicht auslösbar ist).

b) Indirektes Rückschließen auf Hörschwelle, jedoch nur bei nicht vorhandenem Recruitment. Wenn Tonschwelle bekannt, kann mit Hilfe des Stapediusreflexes ein Recruitment nachgewiesen werden (Auslösbarkeit des Reflexes bei weniger als 85 dB über der Schwelle).
c) Durch eine Spezialform des Testes kann ein Hörermüdungstest durchgeführt werden (positiv bei retrokochleärer Hörstörung).
d) Bei Schädigung im Verlauf des Nervus facialis kann dieser Test zur Topodiagnostik beitragen.
e) Indirektes Rückschließen auf die Schwelle ohne Mitarbeit des Patienten ist möglich.

Ab welchem Alter ist eine Hördiagnostik bei Kindern möglich und wann sollte sie erfolgen?

a) Hörprüfungen bei Kindern sind ab der Geburt subjektiv und objektiv möglich.
b) Eine möglichst frühzeitige Erkennung ist wegen der Einleitung einer frühen Therapie unbedingt notwendig.

ERKLÄRUNG: a) Tests sind für jedes Lebensalter in Form von Screening-Untersuchungen, aber auch mit Spezialuntersuchungen durch Teams in kinderaudiologischen Zentren möglich.
b) Die vollständige Entwicklung der Hörzentren erfolgt im 1. Lebensjahr bzw. -halbjahr. Wird in dieser Zeit kein genügender Hörreiz angeboten, können sich die Zentren nicht voll entwickeln, was die Gesamtprognose der Hörstörung deutlich verschlechtert.

Welche Verfahren zählen zur kinderaudiometrischen Diagnostik?

a) Genaue Anamnese,
b) genaue Untersuchungen (Mißbildungen, Mittelohrveränderungen),
c) Verhaltensbeobachtung (zusätzliche Verwendung anderer Sinnesorgane),
d) Beurteilung der Sprache (audiogen bedingte Dyslalie),
e) Hörprüfung (Pädaudiometrie).

ERKLÄRUNG: Der Verdacht einer kindlichen Hörstörung sollte durch genaue Beobachtung der Familie bereits auffallen. Wenn eine ärztliche Untersuchung Hinweise auf das Vorliegen einer Hörstörung ergibt, sollte eine exakte Diagnostik und eventuelle Therapie in einem kinderaudiologischen Zentrum erfolgen (Universitätskliniken, große HNO-Abteilungen).

Welche sind die wichtigsten kinderaudiologischen Tests?

a) Reflexaudiometrie,
b) Verhaltensaudiometrie,
c) Tympanometrie und Stapediusreflex,
d) ERA.

ERKLÄRUNG: a) Diese Tests sind von der Geburt bis in die ersten Lebensmonate anwendbar, werden im überschwelligen Bereich (Schreckreaktion auf ca. 70 dB Lautstärke) ausgelöst, geben einen groben Hinweis auf das Hörvermögen.
b) Die Verhaltensaudiometrie umfaßt alle Formen der Beobachtung von Verhaltensveränderungen infolge akustischer Reize und ist etwa ab dem 3. Lebensmonat möglich.
c) Bei normalen Druckverhältnissen im Mittelohr und ruhigem Kind (Weinen öffnet Tuben, dadurch Druckabfall) ab etwa einem halben Jahr möglich.
d) Die ERA ist bei kleinen Kindern nur in Sedierung oder Narkose durchführbar; allerdings bereits beim Neugeborenen möglich.

Was für reflexaudiometrische Tests gibt es und wie werden sie durchgeführt?

a) 1. Moro-Reflex: Beugen der Extremitäten.
2. Aureopalpebral-Reflex: Lidschluß.
3. Kochleo-pupillar-Reflex: Miosis nachfolgend Mydriasis.
4. Atmungsreflex: vertiefte Einatmung oder Anhalten des Atems.
5. Überraschungsreflex: Beendigung des Weinens oder Gegenteil.
b) Das Schallsignal wird in einer Lautstärke von 70 dB über Luftleitung (z. B. Lautsprecher) neben dem Kinderbett angeboten. Das Kind darf durch nichts abgelenkt werden und nicht schlafen.

ERKLÄRUNG: Da die Reflexschwelle vom Aufmerksamkeitszustand (Schlaf sehr schlecht) und Fütterungszustand sehr abhängig ist, hat eine einmalige Untersuchung keine Aussagekraft. Die Untersuchungen sollten möglichst vom gleichen Untersucher etwa dreimal durchgeführt werden.

Wie wird die häufigste Form der Verhaltensaudiometrie durchgeführt?

Aufgrund einer Zuwendungsreaktion in Verbindung mit einer Konditionierung mit optischen Reizen wird die Tonhörschwelle über Freifeld bestimmt.

ERKLÄRUNG: Der optische Reiz erfolgt meistens mit bunten Lämpchen neben der Schallquelle links und rechts des Kinderkopfes. Die Aussagekraft dieser Methode beträgt ungefähr 95%. Bei kleinen Kindern sollte sie jedoch wiederholt durchgeführt werden und von verschiedenen Beobachtern bestätigt werden. Diese Methode ist auch zur Überprüfung mit Hörgerät gut geeignet.

Röntgendiagnostik

Welche sind die wichtigsten Röntgenuntersuchungen des Schläfenbeines?

a) Aufnahme nach Schüller: Sie dient zur Beurteilung des Mastoids und des Antrums.
b) Aufnahme nach Stenvers: Sie dient zur Beurteilung der Pyramide und des inneren Gehörganges.
c) Aufnahme nach Mayer: Sie dient zur Beurteilung der Paukenhöhle, des Antrums und des Attiks.

ERKLÄRUNG: a) Wird durchgeführt vor Ohroperationen und bei Verdacht auf Felsenbein-Längsfrakturen.
b) Wird durchgeführt zur Beurteilung des Innenohres und bei Felsenbein-Querfrakturen.
c) Wird durchgeführt vor Ohroperationen und Felsenbein-Längsfrakturen.

Welche zusätzlichen radiologischen Untersuchungsverfahren sind für das Schläfenbein geeignet?

a) *Tomographie*: Zur exakten Beurteilung von feinen Frakturen oder Mißbildungen.
b) *Computertomographie*: Zur Beurteilung von intrakraniellen Blutungen oder Abszessen. Bei Verdacht auf Akustikusneurinom.
c) *Kernspinntomographie*: Vor allem bei Verdacht auf Akustikusneurinom.
d) *Karotisangiographie*: Bei Verdacht auf Glomustumoren oder pathologischen Gefäßschlingen an der Pyramidenspitze.

Fazialisdiagnostik

Wozu wird die Fazialisdiagnostik durchgeführt?

a) Zur Topodiagnostik: Beurteilung der Schädigungsstelle des Nerves.
b) Quantitative Funktionsprüfung als Verlaufskontrolle bei Paresen.

Welche sind die wichtigsten topodiagnostischen Prüfungen?

a) Motorische Funktionsprüfung (Stirnrunzeln, Augenschließen, Naserümpfen, Zähnezeigen, Mundspitzen), dadurch Differenzierung in zentral oder peripher möglich.
b) Schirmertest: Prüfung der Tränensekretion. Einhängen eines Papierstreifens in den Konjunktivalsack beiderseits. Beurteilung der Durchfeuchtung des Streifens, ein Seitenunterschied von mehr als 30% ist pathologisch (auf der geschädigten Seite besteht eine Mindersekretion).

c) Stapediusreflexmessung: siehe dort (S. 23).
d) Geschmacksprüfung: Auf der geschädigten Seite kann im Bereich der vorderen zwei Drittel der Zunge einseitig die Geschmacksqualität süß, sauer und salzig nicht unterschieden werden.

ERKLÄRUNG: a) Bei zentralen Paresen Stirnast nicht betroffen.
b) Durch parasympathische Fasern zur Tränendrüse oberhalb des Ganglion geniculi.
c) Durch Versorgung des Musculus stapedius.
d) Durch Schädigung der Chorda tympani.

Welche Tests zur Überprüfung der elektrischen Erregbarkeit gibt es?

a) Nervenerregbarkeitstest (= NET): Transkutane Bestimmung der Reizschwelle des Stammes bzw. seiner einzelnen muskulären Äste mittels Oberflächenelektroden; dadurch sichtbare Kontraktion der einzelnen Muskelteile.
b) Elektromyographie: Registrierung der Willkürmotorik der Gesichtsmuskulatur mit Nadelelektroden.

ERKLÄRUNG: a) Beurteilung durch Seitenvergleich. Ab dem 4. Tag einer Parese sinnvoll. Eine erhöhte Reizschwelle entspricht einer Wallerschen Degeneration auf der erkrankten Seite.
b) Ab dem 12. Tag der Parese sinnvoll. Potentiale nehmen bei zunehmender Nervendegeneration ab. Es treten Denervierungszeichen auf.

Erkrankungen des Hörorganes

Was versteht man unter der „Badeotitis"?

Otitis externa diffusa, hervorgerufen durch Mazeration der Gehörganghaut durch Badewasser mit Eindringen von pathogenen Keimen.
Symptome: Ohrschmerzen, u. U. sehr heftig; Verstärkung bei Zug an der Ohrmuschel oder Druck auf den Tragus (Externapunkte: Mitbewegung des äußeren Gehörganges). Eventuell Fieber, Krankheitsgefühl, Mitbeteiligung regionärer Lymphknoten.
Therapie: Reinigung des Gehörganges durch Spülung, Entfernung von Detritus. Eintropfen von entzündungshemmenden, antibiotischen Ohrentropfen. Eventuell Einlegen eines damit getränkten Gaze-Streifens. In schweren Fällen systemische Antibiotikatherapie, wobei zu berücksichtigen ist, daß als Erreger auch Anaerobier in Frage kommen.

Wie entsteht ein akutes Serotympanon (= akuter Tuben-Mittelohrkatarrh) im Rahmen eines viralen Infektes der oberen Luftwege?

Durch Tubeninsuffizienz (Verschwellung des Tubeneinganges, Verlegung durch Sekret) wird beim Schluckakt die Tube nicht mehr geöffnet, das Mittelohr nicht mehr belüftet und im Mittelohr durch Resorption der vorhandenen Luft ein Unterdruck erzeugt. In weiterer Folge entsteht ein seröser Erguß.

Für welche Erkrankung ist das Auftreten eines akuten Serotympanons einseitig ohne Infekt der oberen Luftwege ein Alarmsignal?

Ein akutes Serotympanon kann Erstsymptom eines bösartigen Tumors des Nasenrachens sein (!).

Welche Symptome zeigt das akute Serotympanon?

Meist bei einer Erkältung Auftreten eines Gefühls von Verstopfung im Ohr, manchmal kurzer, stechender Schmerz, Hörstörung, Ohrgeräusche. Otoskopisch das Trommelfell retrahiert, manchmal Gefäßinjektion. Bei serösem Erguß typisch bernsteingelbe Färbung des Trommelfells. Manchmal Luftblasen oder Flüssigkeitsspiegel sichtbar. Audiometrisch Schalleitungsstörung. Negativer Rinne.
Therapie: Bekämpfung der Rhinitis (abschwellende Nasentropfen, Antihistaminika). Nach Abklingen der akuten Entzündung im Nasenrachen eventuell Valsalva-Versuch. (Keimverschleppung!) Belüftung mit Politzer-Ballon. Eventuell Mittelohrpunktion.

Welche sind die häufigsten Erreger der akuten Mittelohrentzündung (Otitis media acuta)?

Streptokokken, eventuell Pneumokokken (Kinder), Hämophilus. Infektion über die Tube, selten hämatogen; meist monomikrobielle Infektion, viraler Infekt als Wegbereiter. Erkrankung der Schleimhaut des Mittelohres und des pneumatischen Systems.

Welche therapeutischen Konsequenzen ergeben sich aus dem Erregerspektrum bei der akuten Otitis media?

Systemische antibiotische Therapie bis zum Verschwinden der Symptome; mindestens jedoch 5 Tage. Meist Penicillin mit breitem Wirkungsspektrum (Amoxicillin, Bacampicillin).

Welche Befunde und Symptome zeigt die akute Otitis media?

1. Phase (1—2 Tage): Pulsierende Ohrschmerzen, Ohrgeräusche, Schwerhörigkeit. Fieber bis 40 Grad (nicht obligat). Mastoidismus. Otoskopisch Hyperämie des Trommelfells, dann Verdickung und „schollige Trübung". Entdifferenzierung (keine Details mehr sichtbar).
2. Phase (3—8 Tage): Ab dem dritten Tag Abwehr und Demarkation: Meist Durchbruch durch das Trommelfell mit eitrigem Ohrfluß, Abklingen der Schmerzen und Entfieberung. Bei rechtzeitiger antibiotischer Behandlung unterbleibt meist die Trommelfellperforation (!). Otoskopisch nadelstichartige Perforation, aus der pulsierend geruchloser Eiter austritt.
3. Phase (2—3 Wochen): In der Heilungsphase Nachlassen des Ohrflusses und der Schwerhörigkeit. Otoskopisch allmähliche Abblassung und Verdünnung des Trommelfells. Details (Hammergriff) wieder erkennbar. Perforation schließt sich unter Hinterlassung einer praktisch nicht sichtbaren Narbe. Eventuell seröser Erguß (postotitischer Katarrh).

Wofür sprechen retroaurikuläre Schmerzen und Druckschmerzempfindlichkeit des Mastoids an den ersten beiden Tagen einer akuten Otitis media?

Dieses Symptom nennt man Mastoidismus. Es ist Zeichen für die Erkrankung der gesamten Mittelohrschleimhaut, also auch der Schleimhaut des pneumatischen Systems. Eine Mastoiditis benötigt zur Entwicklung in der Regel zwei bis drei Wochen!

Welche Symptome erwecken den dringenden Verdacht auf eine Mastoiditis?

2—3 Wochen (!) nach Beginn der Otitis media acuta neuerliches Auftreten von Ohrschmerzen und Ohrfluß. Verschlechterung des Allgemeinzustandes. Wiederauftreten von Fieber. Mastoid druckschmerzhaft, retroaurikuläre Schwellung, Abstehen der Ohrmuschel. Bei Durchbruch Subperiostalabszeß mit prall-elastischer, fluktuierender Schwellung hinter der Ohrmuschel. Senkung der hinteren Gehörgangwand.

Wie behandelt man die Mastoiditis?

Chirurgisch (Antrotomie, Mastoidektomie). Begleitend antibiotische Therapie.

Was versteht man unter einer Otomykose?

Infektion mit Pilzen der durch exo- oder endogene Noxen geschädigten Haut des Gehörganges.
Symptome: Selten Schmerzen, häufig Juckreiz. Oft Zufallsbefund. Im Gehörgang watteähnlicher Pilzrasen, häufig weiß, gelb oder braunschwarz.
Therapie: Mechanische Reinigung des Gehörganges, lokale Behandlung mit antimykotischer Lösung oder Salbe. Bei gleichzeitig bestehender Trommelfellperforation ist darauf zu achten, ob das verwendete Antimykotikum auch auf Schleimhäute gebracht werden darf. (Resorption!)

Wie entsteht der chronische Mittelohrkatarrh (= chronische Seromukotympanon = chronische seröse Otitis = chronische Otitis media mit Erguß)?

Häufige Krankheit des Kindesalters. Die Pathogenese ist noch immer unklar. Eine Dysfunktion der Tuba auditiva, unterstützt durch große Adenoide, wird als wesentliche Ursache angesehen. Als auslösende Ursache werden akute eitrige Otitiden diskutiert. Bildung eines sterilen, schließlich schleimig-zähen Sekretes im Mittelohr durch die verdickte Schleimhaut. Enorme Zunahme von Becherzellen. Gering- bis mittelgradige Schalleitungsschwerhörigkeit durch den Erguß im Mittelohr. Aktivere Phasen wechseln mit Phasen relativer Besserung, dadurch wechselndes Hören. Neigung zu akuten eitrigen Otitiden. Spontanheilung nach Monaten und Jahren möglich. Dann häufig Zeichen der Paukensklerose (Kalkeinlagerungen im Trommelfell).

Welche Symptome und Befunde zeigt der chronische Mittelohrkatarrh (= chronisches Seromukotympanon = chronische seröse Otitis = chronische Otitis media mit Erguß)?

Kind wirkt „unaufmerksam". Schulschwierigkeiten (besonders Diktat, Fremdsprachen). Neigung zu Otalgien, Otitiden. Verzögerter Spracherwerb, Sprachfehler(!). Schalleitungsstörung (Rinne-Versuch). Trommelfell meist glänzend, oft normale Stellung. Diagnose daher nicht leicht. Mikroskop empfehlenswert. Radiäre Gefäßinjektion (Gefäßreiser vom Rand des Trommelfells zur Mitte ziehend sichtbar). Trommelfell selbst oft dick wirkend, graurosa; „ölpapierartig", da keine Luft im Mittelohr. Je nach Farbe des Sekrets gelegentlich weißlich gelb, bernsteinfarbig, selten sogar blauschwarz (= blue drum, altes Blut nach hämorrhagischer Otitis im Sekret) durchschimmernd. Objektivierung des Ergusses mit Tympanometrie.

Zu welchen Spätfolgen kann der chronische Mittelohrkatarrh (= chronisches Seromukotympanon = chronische seröse Otitis = chronische Otitis media mit Erguß) führen?

Bei längerem Bestehen der Erkrankung atrophische, retrahierte Trommelfellareale, besonders hinten oben (Retraktionstaschen). Nach Jahren Mittelohratelektase möglich (= Adhäsivprozeß, Narbenprozeß), wobei das Trommelfell, bzw. die atrophischen Narben dem Amboß-Steigbügelgelenk aufliegen und das Hören dadurch oft wieder besser ist.
Retraktionstaschen können später Grundlage eines Cholesteatoms sein. Die jahrelang bestehende Hörstörung im Alter des Spracherwerbs hat nachgewiesenermaßen Auswirkungen auf sprachliche und intellektuelle Entwicklung.

Wie wird der chronische Mittelohrkatarrh (= chronisches Seromukotympanon = chronische seröse Otitis = chronische Otitis media mit Erguß) behandelt?

4 Wochen Versuch mit abschwellenden Nasentropfen und Antihistaminika (orale Schnupfenmittel). Besserung in der Regel nur, wenn protrahierte akute seröse Otitis oder protrahierter postotitischer Katarrh vorliegt. Tubendurchblasung (Politzer) wird von Kindern meist nicht toleriert.
Abwarten der Spontanheilung wegen möglicher jahrelanger Dauer nicht indiziert (Auswirkungen auf sprachliche und intellektuelle Entwicklung).
Parazentese und Absaugen des Sekrets in Narkose, zusätzlich Adenotomie. Parazentese allein meist nicht ausreichend, höchstens bei kleinen Kindern (etwa unter 3 Jahren) mit besonders großen Adenoiden. Meist Einlegen eines Belüftungsröhrchens (Paukenröhrchen) in den Parazenteseschnitt notwendig zur dauernden Zwangsbelüftung (Parazenteseschnitt schließt sich nach wenigen Tagen). Entfernung des Röhrchens nach 1—3 Monaten hat sich nicht bewährt (neuerliche Paukendrainage nach kurzer Zeit notwendig).

Röhrchen wird nach einem halben bis eineinhalb Jahren abgestoßen und liegt dann vor wieder geschlossenem Trommelfell im Gehörgang. Regelmäßige Kontrollen (1—2 Monate), nach Abstoßung Wiederauftreten des Ergusses möglich.

Wann spricht der Ohrenarzt von einer chronischen Mittelohrentzündung?

Kennzeichen: 1. Bleibende Trommelfellperforation und
2. rezidivierender Ohrfluß (Eiterung, schleimige Sekretion).
Merke: Abgesehen von einer Scharlachotitis geht eine akute Otitis media nicht in eine chronische über.

Wie entsteht die chronische Schleimhauteiterung = Otitis media chronica mesotympanalis?

Entwicklung auf Grund einer anlagebedingten (?) Minderwertigkeit (?) der Mittelohrschleimhaut; häufige Otitiden in der Kindheit. Daher Ausbleiben der Pneumatisation des Warzenfortsatzes.

Welche typische Anamnese zeigt die chronische Schleimhauteiterung = Otitis media chronica mesotympanalis?

Meist lange, typische Anamnese: Bei Infektionen der oberen Luftwege (Schnupfen) oder bei Eindringen von Wasser in den Gehörgang Auftreten einer schleimigeitrigen Sekretion (Otorrhoe). Sekret nicht fötid. Kaum Ohrenschmerzen. Schwerhörigkeit.

Welchen Befund zeigt die chronische Schleimhauteiterung = Otitis media chronica mestoympanalis?

Zentrale Trommelfellperforation (in pars tensa), schmaler Trommelfellrand immer vorhanden (wenn auch unter Umständen nur mikroskopisch sichtbar). Perforation je nach Größe rund, oval oder nierenförmig. Mittelohrschleimhaut blaß, trocken; bei akuter Exazerbation rot, verdickt, schleimige Sekretion.
Schalleitungsschwerhörigkeit, nicht selten auch kombinierte Schwerhörigkeit (zusätzliche Innenohrschädigung durch Bakterientoxine). Kaum Neigung zu Komplikationen.

Wie wird die chronische Schleimhauteiterung = Otitis media chronica mesotympanalis behandelt?

Bei akuter Exazerbation (Eiterung): Abstrich zum Erregernachweis (Wert zweifelhaft, da oft opportunistische Keime aus dem Gehörgang). Spülungen, Reinigung. Einbringen von antibiotischen Ohrentropfen. Abschwellende Nasentropfen zum Abschwellen des Tubeneinganges. Bei inaktiver chronischer Otitis: Kein Wasser ins Ohr!
Wenn Ohr längere Zeit trocken, operativer Verschluß des Trommelfells (Myringoplastik) oder bei stärkerem Hörverlust Wiederaufbau der Gehörknöchelchenkette und Verschluß des Trommelfells (Tympanoplastik) empfehlenswert.

Wie entsteht die chronische Knocheneiterung = Otitis media chronica epitympanalis (cholesteatomatosa)?

Primäres Cholesteatom: Papilläres Tiefenwachstum von verhornendem Epithel in das Mittelohr von der Pars flaccida des Trommelfells ausgehend. (Ursache (?) eventuell Defekt der Basalmembran zwischen verhornendem Epithel und Schleimhaut — Lamina propria fehlt hier!) Die verhornten Schuppen sammeln sich in Sack aus verhornendem Epithel (= Matrix) an = Cholesteatom. Sekundär entzündliche Reaktion der Mittelohrschleimhaut (= Perimatrix); dann erst Entzündungserscheinungen mit fötider Otorrhoe.
Sekundäres Cholesteatom: Atrophische Trommelfellnarben (ohne Lamina propria) können tiefe Retraktionstaschen bilden, insbesondere im hinteren oberen Anteil der Pars tensa, welche dann wie eine Cholesteatommatrix wirken.
Auch das Einwandern verhornenden Epithels nach traumatischer Trommelfellperforation (eher selten) oder sogar bei chronischer mesotympanaler Otitis media (sehr selten) können zur Cholesteatombildung führen.
Die Cholesteatomotitis zerstört Knochen, daher *oft schwere Komplikationen!*

Welche Symptome ergeben den Verdacht auf eine Cholesteatomotitis?

Stinkende (= fötide) Eiterung über Jahre. Druckgefühl, gelegentlich Schmerzen. Schalleitungsschwerhörigkeit oder (relativ häufig) kombinierte Schwerhörigkeit (zusätzliche Innenohrschädigung durch Bakterientoxine).
Randständige (unter Umständen relativ kleine) Trommelfellperforation oben oder hinten oben, eventuell weißliches Cholesteatommaterial sichtbar oder ausspülbar. Eventuell Granulationsgewebe und/oder Polypen aus Perforation ragend.

Welche Symptome ergeben den Verdacht auf eine Komplikation bei der Cholesteatomotitis?

Schwindel, Erbrechen, Ertaubung (Einbruch ins Labyrinth); Schüttelfrost, septisches Fieber (Einbruch in den Sinus sigmoideus); Fieber, Benommenheit, Kopfschmerzen, Meningismus (Einbruch ins Schädelinnere); Fazialisparese.

Worin besteht die Behandlung der Cholesteatomotitis?

Operationsindikation; bei Zeichen von Komplikationen unter Umständen dringliche Operationsindikation.
Ziel der Operation ist die radikale Ausräumung des Cholesteatoms, vor allem der Matrix, gegebenenfalls unter Opferung des Trommelfelles und der Gehörknöchelchen und Belassung einer offenen Operationshöhle (Radikaloperation). Wenn völlige Entfernung des Cholesteatoms möglich, dann Wiederaufbau der Schallübertragung und Rekonstruktion des Trommelfelles (aus Faszie oder dergleichen) = Tympanoplastik.

Was versteht man unter der Ménièreschen Trias?

a) Drehschwindelanfälle,
b) Schwerhörigkeit (einseitig) und
c) Tinnitus (Ohrgeräusch)

Als pathogenetischer Mechanismus des Morbus Ménière wird eine Drucksteigerung des Endolymphraumes angenommen ("Hydrops"). Als Ursache ist eine Resorptionsstörung im Bereich des Saccus endolymphaticus wahrscheinlich. Den Anfall löst eine Ruptur einer Membran zwischen Endolymphe und Perilymphe aus. Dem Anfall geht manchmal eine Aura voraus, die Patienten verspüren ein Völlegefühl im Ohr und ein Tinnitus tritt auf, bzw. ein bestehender Tinnitus wird verstärkt. Der typische Ménière-Anfall dauert Minuten bis Stunden; der Patient leidet unter schwerem labyrinthärem Schwindel mit deutlichem, horizontalem Spontannystagmus, wobei die Nystagmusrichtung während des Anfalles wechseln kann. Häufig anfangs Nystagmus zum kranken Ohr, später zum gesunden Ohr. Die Schwindelbeschwerden stehen im Vordergrund, dadurch ausgelöst vegetative Symptome (Schweiß, Erbrechen). Während des Anfalles (weitere) Hörverschlechterung und Verstärkung des Tinnitus. Stunden bis Tage nach dem Anfall erholt sich das Hörvermögen gelegentlich etwas. Nach dem ersten Anfall kann sich das Hörvermögen wieder normalisieren, mit der Zahl der Anfälle bleibt eine immer stärkere Schwerhörigkeit vom kochleären Typ zurück. Anfälle können sich in Abständen von wenigen Tagen wiederholen, es können aber auch jahrelange Intervalle bestehen.
Die Therapie der Wahl im Anfall sind Antiemetika und Sedativa (parenteral). Eine exakte audiologische, neurologische und internistische Diagnostik ist zum Ausschluß anderer Ursachen des Anfallgeschehens notwendig.

Entsprechend der ungeklärten Ursache der Erkrankung sind die Therapievorschläge vielfältig. Sie reichen von diätetischen Maßnahmen über Vasodilatantien bis zur chirurgischen Freilegung des Saccus endolymphaticus und dessen Eröffnung via Mastoidektomie.

Für welche Erkrankung sind die folgenden Symptome typisch? (Progrediente einseitige Schwerhörigkeit mit fehlendem Recruitment und pathologischer Hörermüdung, Tinnitus, Dauerschwindel)

Diese Symptome einer einseitigen retrokochleären Hörstörung mit Dauerschwindel sind hoch suspekt auf ein Akustikusneurinom (Schwannom). Dieser an sich guartige Tumor führt letztlich (eventuell erst nach Jahren oder länger) durch sein Wachstum zu Nachbarschaftssymtomen (Trigeminus, Fazialis, Abduzens) und schließlich zu Hirndruckzeichen (Kopfschmerzen, Erbrechen, Sehstörungen).
Die Verdachtsdiagnose wird bestätigt durch röntgenologischen Nachweis einer Ausweitung des inneren Gehörganges (eventuell CT, gegebenenfalls mit Kontrastmittel, NMR) und durch die Ausfälle bzw. Verzögerungen von Potentialen bei der Hirnstammaudiometrie (BERA).
Die Behandlung besteht in einer operativen Entfernung des Tumors (nach Schädeltrepanation oder bei Ertaubung auch translabyrinthär). Bei frühzeitiger Operation (und schonender Operationstechnik) kann oft das noch vorhandene Hörvermögen und die Funktion des N. facialis erhalten werden.
Bei Morbus Recklinghausen relativ häufig beidseitig Neurinome.

Was versteht man unter einem Hörsturz?

Unter Hörsturz versteht man das Auftreten einer plötzlichen (schlagartig oder binnen Minuten) einseitigen Schallempfindungsschwerhörigkeit ohne Schwindel. (Gelegentlich geben Patienten mit Hörsturz leichte Schwindelbeschwerden im Sinne eines Dauerschwindels an, manchmal findet sich sogar ein Spontannystagmus; dies ist jedoch nicht die Regel.)
Als Ursache des Hörsturzes wird eine Durchblutungsstörung angenommen, bewiesen ist jedoch diese sich aufdrängende Erklärung des Hörsturzes nicht. So kann der Hörsturz auch im Kindesalter auftreten (eventuell handelt es sich dabei um eine nicht erkannte virale Erkrankung), das Erkrankungsmaximum liegt im mittleren Lebensalter.
Es handelt sich beim Hörsturz um eine kochleäre Hörstörung, im Tonaudiogramm oft eine wannenförmige Hörschwellenkurve oder überwiegende Tieftonschwerhörigkeit.
Der Hörsturz zeigt in den ersten Tagen der Erkrankung eine relativ hohe Spontanremissionsrate. Als Behandlung werden Infusionen mit Vasodilatantien, Stellatumblockaden, Kortisongaben durchgeführt. Eine exakte audiologische, neurologische und internistische Diagnostik ist zum Ausschluß anderer Ursachen der plötzlichen Hörstörung notwendig.

Was versteht man unter einem akuten Schalltrauma?

Unter einem akuten Schalltrauma versteht man eine Schädigung des Hörorganes durch ein einmaliges Schallereignis.
Nach Ursache und Folgen des Ereignisses werden unterschieden:
a) *Knalltrauma*: Sehr kurze Schalleinwirkung mit sehr hohem Schalldruck läßt Trommelfell und Mittelohr (Gehörknöchelchen) unverletzt, führt jedoch zu Schädigung des Cortischen Organes. Ursache sind vor allem Knallkörper, Schüsse etc. Gelegentlich verspürt der Betroffene einen kurzen Stich im Ohr, anschließend „verstopftes Gefühl". Die Schädigung ist meist einseitig oder asymmetrisch. Im Tonaudiogramm findet sich eine Schallempfindungsschwerhörigkeit, betroffen sind vor allem die hohen Frequenzen. Häufig Erholung oder Besserung in den ersten Tagen. Behandlungsversuch wie bei Hörsturz.
b) *Explosionstrauma*: Wenn durch die akute Schalleinwirkung eine Verletzung des Mittelohres, d. h. Trommelfellruptur, Luxation oder Fraktur der Gehörknöchelchen, verursacht wird, sprechen wir von einem Explosionstrauma. Hiezu sind meist hohe Schalldrücke etwas längerer Dauer als beim Knalltrauma notwendig. Zusätzlich kann beim Explosionstrauma auch eine Innenohrschädigung (im Sinne des Knalltraumas) auftreten.
Eine klaffende Trommelfellruptur, insbesondere wenn die Perforationsränder eingeschlagen sind, muß operativ geschient werden. Grundsätzlich haben traumatische Trommelfellperforationen eine gute Heilungstendenz. Zu einem späteren Zeitpunkt kann die Perforation nur durch eine Myringoplastik verschlossen werden. Bei Verwerfung der Gehörknöchelchenkette Hörverbesserung durch Tympanoplastik zu einem späteren Zeitpunkt.
Bei zusätzlicher Innenohrschädigung Behandlungsversuch wie bei Hörsturz.
Bei traumatischer Trommelfellperforation darf keinesfalls das Ohr gespült werden (Infektion)!
c) Bei sehr hohen Schallpegeln (140 dB oder mehr) über Minuten tritt eine Ertaubung beiderseits auf („*Akutes Lärmtrauma*"). Bei ungewöhnlich belasteter Halswirbelsäule (Arbeiten über Kopf oder ähnlichem) kann schon durch geringere Schallpegel (aber über 85 dB) einseitig eine plötzliche Hörstörung auftreten. Dieses (seltene) Krankheitsbild wird als *akustischer Unfall* bezeichnet.

Wodurch tritt eine Lärmschwerhörigkeit auf und wie ist ihr typischer Befund?

Die Lärmschwerhörigkeit ist typischerweise eine Berufskrankheit, da in der Regel nur dort Lärm entsprechender Intensität (über 85 dB) täglich und über Jahre hinweg einwirkt.
Die Hörstörung tritt ganz allmählich und an beiden Ohren in gleicher Weise auf. Im Tonaudiogramm findet sich eine Senke der Hörschwellenkurve im Sinne einer Schallempfindungsschwerhörigkeit mit dem Maximum bei 4 000 Hz. Im Laufe der Jahre vertieft und verbreitert sich die Senke im Tonaudiogramm und betrifft schließlich auch den mittleren Frequenzbereich, so daß nun auch das Sprachgehör betroffen ist. Erst nun ist es eigentlich berechtigt, von einer *Lärm-*

schwerhörigkeit zu sprechen. Die tiefsten Frequenzen des Hörbereiches werden praktisch nie von der Lärmschädigung betroffen. Die *Lärmschwerhörigkeit* ist irreversibel, zeigt jedoch nach Beendigung der Lärmexposition keine Progredienz.

Welche Konsequenzen ergeben sich daraus, daß die Lärmschwerhörigkeit als Berufskrankheit anerkannt ist?

Nach dem Allgemeinen Sozialversicherungsgesetz (ASVG) gelten als Berufskrankheiten die in der Liste der Berufskrankheiten bezeichneten Krankheiten, wenn sie durch berufliche Beschäftigung ... verursacht sind. Die Lärmschwerhörigkeit ist unter Nr. 33 in diese Liste aufgenommen.
Jeder Arzt, der bei einem Patienten eine Berufskrankheit feststellt oder Krankheitserscheinungen, die den begründeten Verdacht auf eine Berufskrankheit zulassen, ist verpflichtet, dies dem zuständigen Unfallversicherungsträger binnen fünf Tagen zu melden (bei Strafandrohung!).
Der Gesetzgeber hat weiters bestimmt (Arbeitnehmerschutzgesetz), daß technische Maßnahmen ergriffen werden müssen, um die Gesundheit der Arbeitnehmer gegen Einwirkung von Lärm zu schützen. Reichen solche Maßnahmen nicht aus, sind persönliche Schallschutzmittel kostenlos zur Verfügung zu stellen und es ist dafür zu sorgen, daß die erlassenen Schutzbestimmungen (also auch das Tragen von Gehörschutz) befolgt werden.
Arbeitnehmer dürfen für Arbeiten in pathogenem Lärm [85 dB(A) oder mehr] nur herangezogen werden, wenn bei einer besonderen ärztlichen Untersuchung (durch einen vom Sozialminister ermächtigten Arzt) festgestellt wurde, daß ihr Gesundheitszustand eine solche Beschäftigung zuläßt. Weiters müssen die Arbeitnehmer in bestimmten Zeitabständen (bei Lärm: 3 Jahre) daraufhin untersucht werden, ob ihr Gesundheitszustand eine weitere Beschäftigung mit diesen Tätigkeiten zuläßt.

Welche Symptome zeigt der Zoster oticus?

Neben Krankheitsgefühl (eventuell Fieber) Auftreten von Rötung und Bläschen im Bereich der Ohrmuschel und des Gehörganges, starke neuralgiforme Schmerzen im betroffenen Gebiet; häufig periphere Fazialisparese, oft retrokochleäre Schwerhörigkeit bis Ertaubung und Schwindel mit Nystagmus im Sinne einer Labyrinthausschaltung. Eventuell auch Befall des N. glossopharyngeus und N. vagus, daher eventuell auch Effloreszenzen am Rachen.
Der Erreger der Gürtelrose ist das Varizellenvirus.
Die Therapie besteht in symptomatischen Maßnahmen (Analgetika) und eventuell in der Gabe von Virostatika (Erfolg zweifelhaft).

Was versteht man unter der toxischen Schädigung des Hörorganes?

Typische ototoxische Substanzen sind die Aminoglykosidantibiotika (z. B. Streptomyzin) und Chinin. Aber auch Bakterientoxine (Typhus abdominalis, Fleckfieber) und Gewerbegifte (Kohlenmonoxyd, Quecksilber, Nitrobenzol etc.) können eine verursachen. Die Schallempfindungsstörung bei Diabetes und Nierenerkrankungen ist auf Endotoxine zurückzuführen.

Welche Ursachen haben Schallempfindungsstörungen im Kindesalter?

Neben einer postnatal erworbenen Schwerhörigkeit (Meningitis, Mumps, Masern) liegt oft eine genetisch bedingte Schwerhörigkeit vor, welche meist mit anderen Mißbildungen verbunden ist (Waardenburg-Syndrom, Usher-Syndrom, Alport-Syndrom etc.). Zu einer pränatal erworbenen Schwerhörigkeit führt häufig eine Maserninfektion der Mutter während der Schwangerschaft (auch andere Virusinfekte, Toxoplasmose, Lues), auch eine perinatale Hypoxie oder eine Kernikterus können eine Schallempfindungsschwerhörigkeit zur Folge haben.

Ohrchirurgie

Was ist eine Parazentese und welche Indikation besteht dafür?

Unter Parazentese versteht man einen Trommelfellschnitt. Dieser wird in der unteren Trommelfellhälfte angelegt, am besten im hinteren unteren Quadranten. (Gefährlich ist die Parazentese im hinteren oberen Quadranten, da hier leicht Amboß und Steigbügel verletzt werden können.)
Die Parazentese ist schmerzhaft, sie erfolgt daher am besten in einer Kurznarkose (insbesondere bei Kindern). Die verschiedenen Methoden der Lokalanästhesie des Trommelfelles sind unbefriedigend bzw. ist die Infiltration der Gehörganghaut mit Lokalanästhetikum ebenfalls schmerzhaft. Das Einträufeln von Lokalanästhetikum in den Gehörgang hat so gut wie keinen Effekt, da das Trommelfell mit verhornendem Epithel überzogen ist und das Lokalanästhetikum praktisch nicht resorbiert wird.
Die Parazentese dient der Druckentlastung des Mittelohres und dem Sekretabfluß. Beim Seromukotympanon wird in den Parazenteseschnitt ein sogenanntes Paukenröhrchen in das Trommelfell eingelegt.
Die Indikation zur Parazentese ist heute wesentlich seltener gegeben als in der vorantibiotischen Zeit. Die Parazentese ist bei einer akuten Otitis media auch heute noch indiziert, wenn trotz sachgerechter (antibiotischer) Therapie
1. hohes Fieber,
2. starke Trommelfellvorwölbung und
3. intensive Schmerzen
weiterbestehen.
Die Parazentese wird mit einem eigenen Parazentesemesser oder einem Sichelmesser durchgeführt.

Welche Indikationen hat die Mastoidektomie?

Eine absolute Indikation für die Mastoidektomie besteht bei
a) Verdacht oder Vorliegen einer endokraniellen Komplikation bei der akuten Otitis media bzw. der Mastoiditis,
b) bei Durchbruch der Eiterung durch die Außenfläche des Mastoids (Subperiostalabszeß, Bezoldsche Mastoiditis),
c) Verdacht oder Vorliegen von Einschmelzung im Bereich der Pyramidenspitze (Petrositis, Gradenigo).
Eine Indikation besteht bei
a) Fazialisparese im Verlauf einer akuten Otitis media im Spätstadium,
b) bei Knocheneinschmelzung im Mastoid (Röntgen) und
c) wenn auf Grund der Symptome eine Mastoiditis angenommen werden muß.

Wie wird die Mastoidektomie durchgeführt?

Nach Anlegen eines retroaurikulären Hautschnittes wird das Planum mastoideum dargestellt. Der knöcherne Warzenfortsatz wird mit dem Bohrer (Fräse) trepaniert und die Zellen des pneumatischen Systems werden samt Schleimhaut ausgefräst. Die hintere Gehörgangswand wird erhalten.
Wichtige Strukturen: Oben die Dura der mittleren Schädelgrube, hinten der Sinus sigmoideus, vorne der N. facialis. Im Bereich des Antrums ist medial auf den Labyrinthblock (lateraler Bogengang), im Bereich des Aditus ad antrum auf den kurzen Fortsatz des Ambosses zu achten.

Was versteht man unter der Radikaloperation des Ohres (= radikale Mastoidektomie)?

Unter radikaler Mastoidektomie versteht man eine Operation, bei der das Mastoid ausgeräumt (Mastoidektomie), die knöcherne hintere Gehörgangswand niedergefräst und der Inhalt (Amboß, Hammerkopf) des Epitympanons (= Attik) entfernt wird. Mastoid, Mittelohr und äußerer Gehörgang bilden eine durch den Gehörgang nach außen weit geöffnete gemeinsame Höhle. Die Operation führt zu einer Schalleitungsschwerhörigkeit von etwa 40—50 dB.
Die Radikaloperation war früher die Standardoperation beim Mittelohrcholesteatom, heute wird versucht, die Funktion des Ohres zu erhalten oder wiederherzustellen (Tympanoplastik). In gewissen Fällen hat die Radikaloperation des Ohres jedoch auch heute noch durchaus ihre Berechtigung.
Die epithelisierte Operationshöhle kann sich praktisch nicht (wie der normale Gehörgang) selbst reinigen, in regelmäßigen Abständen muß die Operationshöhle von abgeschilfertem Epithel etc. gereinigt werden.

Was versteht man unter einer Myringoplastik?

Unter einer Myringoplastik versteht man eine Operation, die sich auf die Wiederherstellung eines intakten Trommelfells beschränkt. Die Indikation besteht bei einer Trommelfellperforation (traumatisch, entzündlich).
Bei der üblichen Technik wird durch den Gehörgang (enaural) operiert und das Trommelfell nach Bildung eines Lappens aus Gehörganghaut und Trommelfell (tympanomeataler Lappen) aufgeklappt. Nach Anfrischen der Perforationsränder wird die Perforation mit Faszie (meist vom M. temporalis) oder Perichondrium (vom Tragus) unterlegt.

Was versteht man unter einer Tympanoplastik?

Die Tympanoplastik, die ohne oder mit gleichzeitiger Mastoidektomie durchgeführt werden kann, ist eine Operation, bei der die Mittelohrerkrankung (Cholesteatom, Schleimhautveränderungen) entfernt wird und gleichzeitig der schall-

übertragende Mechanismus wiederhergestellt wird. Häufig wird als Teil der Tympanoplastik eine Myringoplastik durchgeführt. Die Wiederherstellung der Gehörknöchelchenkette erfolgt entweder unter Wiederverwendung der eigenen Gehörknöchelchen bzw. Teilen davon oder von körperfremdem Material (Kunststoff, Keramik). Die Einteilung in Typen (nach Wullstein) wird immer weniger durchgeführt:
Typ I: = Myringoplastik.
Typ II: Wiederherstellung der Gehörknöchelchenkette, Trommelfell in normalem Niveau.
Typ III: Anlagerung des Trommelfelles an den Steigbügel („flache Pauke").
Typ IV: Abdecken des runden Fensters (Schallschutz des runden Fensters, Schallübertragung direkt auf das ovale Fenster).

Welche Operation wird bei der Otosklerose durchgeführt?

Bei der Otosklerose wird eine Stapesplastik (= Stapedektomie) oder eine Stapedotomie durchgeführt. Durch den Gehörgang wird ein tympanomeataler Lappen gebildet und das Trommelfell aufgeklappt. Das Gelenk zwischen Amboß und Steigbügel wird eröffnet und die Sehne des M. stapedius durchtrennt. Nach Brechen der Steigbügelschenkel wird der Steigbügeloberbau entfernt. Bei der Stapedektomie wird nun die gesamte Fußplatte des Steigbügels entfernt, bei der Stapedotomie wird sie perforiert. Die Funktion des Steigbügels wird durch eine Prothese aus Draht und Bindegewebe oder Draht und Teflon (= Piston = Kolbenprothese), die an den langen Amboßschenkel angeklemmt wird und in das ovale Fenster reicht, übernommen.

Hörgeräte

Wie wird die Indikation zur Hörgeräteversorgung gestellt?

Folgende drei Punkte müssen bestimmt werden:
a) Art der Hörstörung,
b) Ausmaß der Hörstörung,
c) Kommunikationsanspruch des Patienten.

ERKLÄRUNG: a) Die Indikationsstellung zur Hörgeräteversorgung ist Aufgabe des HNO-Arztes, ein Hörapparat stellt eine rein symptomatische Therapie dar. Sie ist deshalb nur indiziert, wenn eine kausale Therapie nicht mehr möglich ist. 40% aller Hörstörungen sind Schallempfindungsstörungen, welche weder operativ und in den meisten Fällen auch nicht medikamentös behandelt werden können. Diese Patientengruppe und eventuell jene Patienten, bei denen aus anderen Gründen (z.B. Kontraindikation gegen Operation wegen Gerinnungsstörung, Interner Erkrankungen, Abneigung gegen operativen Eingriff, etc.) nicht operiert wird, sind für die Versorgung mit Hörgeräten geeignet.
b) Die Bestimmung des Ausmaßes kann ganz grob durch das Verstehen in Umgangssprache geprüft werden. Wenn diese im Abstand von 2 Metern nicht mehr richtig verstanden wird, besteht eine Indikation zur Hörgeräteversorgung. Besser ist jedoch die Bestimmung des Diskriminationsvermögens im Sprachaudiogramm, wenn am besseren Ohr bei 60 dB das Diskriminationsvermögen unter 50% liegt, besteht eine Indikation zur Hörgeräteversorgung.
c) Durch das ärztliche Gespräch muß der Anspruch des Patienten an sein Hörvermögen in seinem sozialen Umfeld analysiert werden. Dies ist vor allem für die ein- oder beidohrige Hörgeräte-Versorgung und für Grenzfälle mit geringgradigen Schwerhörigkeiten entscheidend. (Die Indikation für ein Hörgerät wird z.B. anders ausfallen, wenn für einen alten Patienten sein Hauptproblem im Nicht-mehr-Verstehen des Fernsehens liegt oder ob ein beruflich aktiver Patient in Konferenzsituationen nicht mehr alles 100%ig verstehen kann.)

Welche Voruntersuchungen sind für die Hörgeräte-Anpassung notwendig?

Als Minimum sollte bestimmt werden:
a) Der Intensitätsverlust durch ein Tonaudiogramm,
b) der Frequenzverlust durch ein Tonaudiogramm,
c) der Dynamikverlust, z.B. durch Tonaudiogramm und Unbehaglichkeitsschwelle.

ERKLÄRUNG: a) Durch das Tonaudiogramm wird der Intensitätsverlust für beide Ohren getrennt, für Luft- und Knochenleitung festgestellt. Dies ist entscheidend für den Verstärkungsbedarf des Hörgerätes.
b) Die Frequenzbestimmung im Tonaudiogramm ist notwendig, um den Kurvenverlauf des Patienten und die Frequenzkurve des Hörgerätes aufeinander abzustimmen (z. B. bei Hochtonverlust, Verstärkung des Hörgerätes im Hochtonbereich).
c) Der Dynamikbereich, welcher zwischen Hörschwelle und Unbehaglichkeitsschwelle liegt, ist entscheidend für die Auswahl des Begrenzungssystemes des Hörgerätes (bei stark eingeschränktem Dynamikbereich (= bei positivem Recruitment) ist die Anwendung eines Kompressionssystems notwendig).

Woraus besteht ein Hörgerät und wie unterscheiden sich die Hörgeräte technisch voneinander?

a) Jedes Hörgerät besteht mindestens aus den beiden Wandlern (Mikrofon und Hörer), einem Verstärker und einer Batterie oder einem Akku als Energiequelle.
b) Technisch unterscheiden sie sich durch das Ausmaß der Verstärkung, die Bandbreite (Frequenzbereich) und das Begrenzungssystem.

ERKLÄRUNG: a) Es gibt schwache, mittlere (40—55 dB) Verstärkung und starke (bis 78 dB) Verstärkung.
b) Es gibt breitbandige (Frequenzbereich von ca. 100 bis 6 500 Hz) und schmalbandige Geräte. Bei den schmalbandigen Apparaten unterscheiden wir Tief-, Mittel- und Hochtongeräte.
c) Das Begrenzungssystem regelt den Ausgangsschalldruck des Hörgerätes. Die eine Möglichkeit ist das sogenannte Peak clipping (= Spitzenbeschneidung). Hier wird die lineare Verstärkung des Gerätes ab einer bestimmten (einstellbaren) Lautstärke nicht mehr weiter erlaubt. Die zweite Möglichkeit ist technisch wesentlich aufwendiger, diese Regelschaltung setzt einen großen Pegelunterschied des Eingangssignales in einen kleinen Pegelunterschied des Ausgangssignales um. Der Dynamikbereich wird somit komprimiert, weshalb diese Schaltungen als Dynamikkompressionsschaltungen bezeichnet werden.

Welche Hörgerätearten gibt es und welche Hauptvor- und -nachteile haben die einzelnen Arten?

a) 1. *HdO-Geräte* (= Hinter-dem-Ohr-Geräte),
2. *IO-Geräte* (= Im-Ohr-Geräte),
3. *Hörbrillen* (Knochenleitungs- oder Luftleitungsübertragung möglich),
4. *Taschengeräte*.
b) Die einzelnen Geräteformen unterscheiden sich durch

1. die Größe (größere Geräte sind leichter zu handhaben und bieten mehr Platz für technisch aufwendige Schaltungen, sind jedoch kosmetisch schlechter).
2. Für die akustische Übertragungsqualität ist die Lage des Mikrofons von großer Bedeutung. Je näher das Mikrofon dem äußeren Gehörgang gelegen ist, desto natürlicher und damit besser sind die Übertragungsverhältnisse (Richtungshören, Sprachverstehen in lärmreicher Umgebung).

ERKLÄRUNG: 1. HdO-Geräte: Häufigste Gerättype in Europa. Technisch sehr ausgereift, relativ leicht zu handhaben. Mikrofonlage über der Ohrmuschel und deshalb nicht ideal.
2. *IO-Geräte*: Wegen der Mikrofonlage am Eingang des Gehörganges sehr gute akustische Übertragungsqualität, jedoch aufgrund der Kleinheit für extreme Hörverlust nicht geeignet. Besonders kleine Gerätetypen schwierig zu handhaben, dafür kosmetisch günstig.
3. *Hörbrillen*: Technisch ähnlich wie HdO-Geräte. In erster Linie bei Brillenträgern zu verwenden, aber auch hier hauptsächlich für Spezialanpassungen (einseitige Taubheit, extremer Hochtonverlust, ...).
4. *Taschengeräte*: Aufgrund der Mikrofonlage am Oberkörper sehr schlechte Übertragungsqualität. Extrem leichte Handhabung, da Sichtkontrolle bei der Handhabung möglich. Billigste Hörgeräte-Variante; in Europa nur in Extremfällen bei sehr erschwerter Handhabung gebräuchlich.

Wie überprüft man den Erfolg einer Hörgeräteanpassung?

a) Audiometrisch (meist durch Sprachaudiogramm im Freifeld mit Hörgerät).
b) Kontrolle der Handhabung des Gerätes durch den Patienten.
c) Gespräch mit dem Patienten über Verwendung in Alltagssituationen.

ERKLÄRUNG: a) Wenn eine sprachaudiometrische Messung möglich ist, wird ein Vergleich zwischen Sprachaudiometrie und Sprachaudiometrie mit Hörgerät angestrebt. Ist dies nicht möglich (kleine Kinder, Ausländer, etc.), wird eine tonaudiometrische Freifeldkurve zum Vergleich herangezogen.
b) Der Patient muß selbständig imstande sein, das Gerät richtig aufzusetzen und einzuschalten. Der Arzt sollte dies kontrollieren. Es ist jedoch Aufgabe des Hörgeräte-Akustikers, den Patienten entsprechend zu schulen.
c) Im Gespräch muß geklärt werden, ob der Patient mit den angepaßten Hörgerät im Alltagsleben einen Erfolg bzw. eine Verbesserung seiner Hörsituation sieht.
Sind diese drei Punkte nicht zufriedenstellend, muß das Hörgerät ausgetauscht bzw. anders eingestellt werden oder eine intensive Nachbetreuung des Patienten erfolgen.

Was versteht man unter Nachbetreuung von Hörgerätepatienten?

Treten nach optimaler Anpassung eines oder zweier Hörgeräte trotzdem Schwierigkeiten im Alltagsleben auf, muß der Patient intensiv vom HNO-Arzt, Hörgeräteakustiker und eventuell zusätzlichen Therapeuten, wie Diplomlogopäden oder Psychologen, nachbetreut werden.
a) Technische Nachbetreuung (Nachregeln des Gerätes, Zusatzgeräte).
b) Hörtaktische Maßnahmen (Hörtraining und Verhaltensänderung).

ERKLÄRUNG: a) Es ist Aufgabe des Hörgeräteakustikers, das Hörgerät regelmäßig zu warten und eventuell die Frequenz- und Begrenzungsregler nachzustellen. Ebenso muß der Patient über die möglichen Zusatzgeräte (z. B. für Fernsehen oder Telefonieren) aufgeklärt werden.
b) Vor allem bei schon lange bestehender Schwerhörigkeit muß der Patient durch Hörtraining (meist ausgeführt von Diplomlogopäden) sich an den neuen Höreindruck gewöhnen und sein Hörvermögen mit Hörgerät optimal ausnützen lernen. Weiters ist durch Verhaltensänderungen (z. B. Nebengeräusche vermeiden, vom Mund ablesen, etc.) ein besseres Verstehen mit Hörgerät zu erlernen.

Erkrankungen des Gleichgewichtsorganes

Welche Aufgaben stellt sich die Neurootologie?

Sie beschäftigt sich mit der Aufklärung der Ursachen von Symptomen, die durch die Läsion von Hirnnerven bedingt sind. Die Läsionsorte sind dabei in der Schädelbasis und/oder in angrenzenden Strukturen zu suchen.

ERKLÄRUNG: Die Pathologie der Schädelbasis ist eine der wichtigen Teilgebiete der HNO-Heilkunde. Mißbildungen, Verletzungen, Entzündungen, Tumoren, Stoffwechselstörungen, Altersveränderungen können zu Funktionseinbußen mit klinisch manifesten, neurootologisch relevanten Symptomen führen.

Welche typischen Symptome und häufigste Ursachen haben neurootologisch relevante Hirnnervläsionen?

Hirnnerven	Symptome	Gängige Ursachen
I	Hyposmie, Anosmie, Kakosmie	Rhinitis, Sinusitis (*konduktiv:* Verlegung der nasalen Zugangswege zum Riechepithel) *Genuin:* Schädelbasisfrakturen mit Abriß der Riechfäden, Tumorkompression, Viruserkrankungen *Idiopathisch:* Ursache unbekannt
II	Visusabnahme	Sinusitiden (Entzündungsfortleitung) Frontobasale Frakturen mit Kompression des N. opticus im Canalis opticus
III, IV	Doppelbilder	Fortgeleitete Entzündungen (Sinusitiden, Sinus-cavernosus-Thrombose)
V	Schmerzen, Hypästhesien, Dystästhesien, Anästhesien	Entzündlich: Sinusitiden, Arachnopathien, Gradenigo-Syndrom. Tumoren der Schädelbasis, der Nebenhöhlen
VI	Doppelbilder	Ausgedehnte Prozesse der hinteren Schädelgrube (Akustikusneurinom, Meningeom, Arachnopathien), Entzündungsfortleitung bei Sinusitiden
VII	Periphere und zentrale Fazialisparese, gestörte Tränensekretion, umschriebene Geschmacksstörungen	S. im speziellen Fragenkatalog, S. 23
VIII	Tinnitus, Schwerhörigkeit, Schwindel	S. im speziellen Fragenkatalog, S. 15 ff.

Hirnnerven	Symptome	Gängige Ursachen
IX, X	Schluckstörungen, Heiserkeit	S. im speziellen Fragenkatalog, S. 53, 90, 124
XI	Motorische Ausfälle Hals-Schulter, sekundär: Schulter-Arm-Syndrom	Iatrogen: Radikale Neck-Dissection mit Durchtrennung des N. accessorius Halsmetastasen, Schädelbasistumoren
XII	Einseitige Zungenlähmung mit Zungenatrophie und Abweichung der Zunge zur *kranken* Seite beim Herausstrecken	Tiefsitzende Kleinhirnbrückenwinkeltumoren, hochsitzende zervikale Metastasen, iatrogen

Was ist Schwindel?

Schwindel ist ein elementares Krankheitsgefühl und die subjektive Empfindung einer zu diagnostizierenden Orientierungsstörung.

ERKLÄRUNG: Schwindel ist ein Symptom und läßt sich als Empfindung nicht messen, sondern nur vom Patienten im Rahmen einer Anamneseerhebung verbalisieren. Orientierungsstörungen, die dem Schwindel zugrunde liegen, lassen sich dagegen objektivieren und erlauben Rückschlüsse auf das subjektive Schwindelgefühl.

Warum löst eine einseitige Labyrinthschädigung Schwindel aus?

Die Labyrinthe sind paarig in den Felsenbeinen angeordnet und liefern im Normalfall eine teils kongruente, teils spiegelbildliche Information über die Umwelt. Fällt ein Labyrinth aus, so wird der Informationsfluß einseitig und simuliert damit den Informationsfluß, wie er physiologischerweise bei Bewegungen auftritt. Die Folgen sind ein subjektives Bewegungsgefühl (labyrinthärer Schwindel), und wegen der neuronalen Verschaltung der Sinnesorgane Gleichgewicht, Auge, Somatosensorik, unwillkürliche Augenbewegungen (Spontannystagmus) mit Bewegung des Netzhautbildes (Drehillusion), und Links-Rechts-Unterschiede im Tonus der Stellmotorik, was zu einseitig gerichteten Abweichungen und Falltendenzen auf die Seite des geringeren Tonus der Strecker (= Seite des befallenen Labyrinths) führt.

Ein totaler Ausfall eines Labyrinths verhält sich klinisch wie ein isolierter Ausfall des horizontalen Bogenganges, dessen Informationsfluß den der anderen labyrinthären Substrukturen dominiert. Daher kommt es in beiden Fällen zum horizontalen Spontannystagmus.

Welche Erkrankungen führen am häufigsten zu einseitigen Labyrinthschäden mit Schwindel?

Labyrinthitis, Commotio labyrinthi, Pyramidenfraktur, Morbus Ménière, akuter Vestibularisausfall.

ERKLÄRUNG: All diesen Erkrankungen ist ein Abweichen der einseitig krankhaft veränderten labyrinthären Information von der Kongruenz bzw. Spiegelbildlichkeit gegenüber dem gesunden Labyrinth gemeinsam. Dies führt zur Orientierungsstörung mit labyrinthärem Schwindel.
Akustikusneurinom und Arachnopathien des Kleinhirnbrückenwinkels beeinträchtigen durch einseitige Kompression des Nervus vestibularis dessen unmittelbar retrolabyrinthären Informationsfluß und führen daher ebenso zu einer schwindelauslösenden Tonusdifferenz. In diesem Fall liegt topologisch ein unmittelbar retrolabyrinthärer Schwindel vor, der den labyrinthären Schwindel simulieren kann.

Was versteht man unter einem zentralvestibulären Schwindel?

Schwindelformen, die vor allem in der Medulla oblongata ausgelöst werden.

ERKLÄRUNG: Die medullären Strukturen der Vestibulariskerne dienen gemeinsam mit benachbarten Zellhaufen der zentralen Verarbeitung der der Orientierung dienenden sensorischen Informationen und geben reflektorisch relevante Informationen an die Stellmotorik und die Blickmotorik weiter, um das „Gleichgewicht" (aufrechte Haltung, Gehen, Sitzen etc.) entgegen der Schwerkraft und anderen Störfaktoren aufrechtzuerhalten.
Akute (z. B. Orthostase) und chronische (z. B. vertebrobasiläre Insuffizienz) Durchblutungsstörungen, Hypoxien, Stoffwechselstörungen, die das ZNS involvieren, Traumen, Entzündungen, Tumoren, Alterungsprozesse können die Funktion dieses zentralen Verrechners empfindlich stören, was zu Orientierungsstörungen mit zentralvestibulärem Schwindel führt.

Wie erkennt man die Schwindelursache, das heißt den Ort und die Art schwindelauslösender Fehlinformationen (Schwindeldiagnostik)?

Mittels
a) der Schwindelanamnese, zur Erstellung einer Verdachtsdiagnose,
b) der Verifizierung (oder Falsifizierung) der Verdachtsdiagnose mittels der Gleichgewichtsprüfungen und nötiger Zusatzuntersuchungen zur Erstellung der endgültigen Diagnose.

ERKLÄRUNG: Die Schwindelanamnese ist der wichtigste Schritt zur Diagnosefindung. Sie erfragt primär folgende Schwindelparameter:

Schwindel-anamnese	Peripher-vestibulär (= labyrinthär)	Zentralvestibulär	Psychogene Erkrankung
Qualität	Systematisch	Eher unsystematisch	Unsystematisch
Zeitverlauf	Anfälle, plötzlicher Beginn — langsames Abklingen	Dauerschwindel oder kurze Attacken	Wechselnd
Provokation	Wenn überhaupt, dann rasch erschöpfbar (z. B. benigner, peripherer Lagewechselschwindel)	Wenn, dann stets reproduzierbar	Wechselnd
Schwindelgefühl	Intensiv	Eher mäßig	Mäßig, fluktuierend
Vegetative Begleitsymptome	Regelmäßig	Selten	Sehr selten und schwach

Da Schwindel selten allein auftritt, sucht man anschließend in der Anamnese nach Symptomenkomplexen, deren Ursachen bekannt sind, um eine Verdachtsdiagnose stellen zu können.
Nach der Erstellung der Verdachtsdiagnose wird die Orientierungsstörung objektiviert. Dabei sind folgende Fragen zu beantworten:
a) Qualität: Was für eine Form der Orientierungsstörung liegt vor?
b) Quantität: Wie stark ist die Orientierungsstörung?
c) Topodiagnostik: Wo liegt der Ort der Läsion, der zu der Orientierungsstörung führt?
d) Genese der Orientierungsstörung?
Der Objektivierung der Orientierungsstörung und damit der Verdachtsdiagnose dienen die Gleichgewichtsprüfungen (Vestibulometrie). Gleichgewichtsprüfungen bestehen aus:
a) Prüfungen der Stellmotorik (Suche nach Links-Rechts-Tonusdifferenzen) Rombergscher Standversuch, Unterberger-Tretversuch, Drahtmarschversuch.
b) Prüfungen der Blickmotorik: Qualifizierung und Quantifizierung von Spontannystagmus und Provokationsnystagmus (z. B. nach Kalorisation der Labyrinthe) unter der Frenzelbrille oder mittels Elektronystagmogramm (ENG).

Wie wird Schwindel therapiert?

Kausal durch Behandlung der Grundkrankheit (z. B. Antiphlogistika bei Labyrinthitis). Viel häufiger symptomatisch: Neuroleptika, Antivertiginosa, Schwindeltraining.
ERKLÄRUNG: Starke Neuroleptika unterbrechen jeden Schwindel, eignen sich aber wegen der stark dämpfenden Nebenwirkungen nicht als Dauertherapie.

Für chronische Schwindelzustände kommen vor allem Antivertiginosa in Betracht, die vielfach zentral wirksame Antihistaminika darstellen.
Durch Bewegungstraining können schwindelauslösende Informationsdiskrepanzen vom zentralen Nervensystem rascher erkannt und auf Dauer ausgeglichen werden. Auf diese Weise wird die natürlich ablaufende zentrale Kompensation z. B. eines einseitigen Labyrinthausfalles wirkungsvoll unterstützt.
Diese Therapien ersetzen aber keinesfalls eine kausale Therapie bei bekannter Schwindelursache.

Welche häufigen Erkrankungen mit Leitsymptom Schwindel gibt es?

Pheripher-vestibulär (labyrinthär): Labyrinthitis, Morbus Ménière, Vestibularisausfall, Commotio labyrinthi, Pyramidenquerfraktur, ototoxische Schädigungen des Labyrinths (Kohlenmonoxyd, Schwermetalle, Aminoglykosid-Antibiotika, Lasix, Salizylate), akute Intoxikationen (z. B. Alkohol).
Retrolabyrinthär: Akustikusneurinom, vestibuläre Neuritis, postmeningitische Arachnopathie.
Zentralvestibulär: Vaskulär (z. B. Ortosthase, vertebrobasiläre Insuffizienz, Herzinsuffizienz), Stoffwechselstörungen (Diabetes), Infektionskrankheiten (Typhus, Hepatitis) altersbedingte Funktionseinbußen.
Sensomotorische Fehlinformationen (z. B. vertebrogener Schwindel), okkuläre Fehlinformationen (z. B. Schwindel bei Astigmatismus).

ERKLÄRUNG: Meist wird Schwindel als das unangenehmste aller Symptome bei den oben angeführten Erkrankungen angegeben. Heftiger Schwindel löst ein elementares Vernichtungsgefühl aus, das selbst Schmerz, Übelkeit und plötzliche Hörstörungen übertrifft.

In welche Richtung schlägt der Spontannystagmus bei einseitigem Labyrinthausfall?

Zur Gegenseite.

ERKLÄRUNG: Die unwillkürlichen Augenbewegungen des peripher-labyrinthär ausgelösten Spontannystagmus bestehen aus einer langsamen und schnellen, entgegengesetzt gerichteten Bewegungskomponente.
Die langsame Bulbusbewegung entspricht der vestibulären Links-rechts-Tonusdifferenz. Sie ist zum geschädigten Labyrinth hin gerichtet.
Sie wird abgelöst von der unter der Frenzelbrille viel besser zu beobachtenden, ruckartigen, schnellen Rückholbewegung, die *nicht* vestibulär ist.
Wegen der besseren Beobachtbarkeit wird die Schlagrichtung des Nystagmus dennoch nach der Richtung der schnellen Komponente angegeben.

Erkrankungen des Nervus facialis

Worin unterscheidet sich eine zentrale von einer peripheren Fazialisparese?

Zentrale Parese: Befall des zweiten und dritten Fazialisastes, erhaltene Funktion des Stirn-Augen-Astes.
Periphere Parese: Befall aller drei Äste.

ERKLÄRUNG: Zentrale, supranukleär gelegene Läsionen lassen den Augen-Stirn-Ast frei, weil die zugehörige obere Fazialiskerngruppe der Medulla von beiden Hemisphären innerviert wird, dagegen besitzt die untere Kerngruppe nur eine kontralaterale Innervation.

Welche Ursachen bedingen am häufigsten eine periphere Fazialisparese?

a) Entzündungen: fortgeleitet im Rahmen einer akuten oder chronischen Otitis; viral bei Herpes zoster, seltener Grippe, Masern, Herpes simplex. Die idiopathische (Bellsche) Parese ist zum Teil eine virale Mononeuritis, es werden aber auch andere Faktoren (z. B. Autoimmunkrankheiten) diskutiert.
b) Traumatisch bei Pyramidenfrakturen, Parotisverletzungen, Ohroperationen.
c) Tumorös bei Akustikusneurinom, Mittelohrkarzinom (selten), malignen Parotistumoren. (Parotistumoren mit Fazialisparese sind fast ausschließlich maligne!)

Wie kann der mögliche Ort der Läsion des Nervus facialis im Rahmen einer peripheren Fazialisparese ermittelt werden?

Mittels der Streckendiagnostik. Sie umfaßt die Kontrolle der Tränensekretion (Schirmer-Test), die Auslösbarkeit des Stapediusreflexes, die Quantifizierung der Speichelproduktion der Glandula submandibularis und die Testung der Geschmacksperzeption im Bereich des vorderen Zungendrittels.

ERKLÄRUNG: Der N. facialis ist ein gemischter Nerv. Im Bereich des Ganglion geniculi entläßt er den N. petrosus superior als präganglionäre, sekretorische Fasern der Tränendrüsen. Läsionen des N. facialis vom Hirnstamm bis inklusive Ganglion geniculi führen daher zu einer einseitigen Abnahme der Tränensekretion (Schirmer-Test).
Im Verlauf des Falloppio-Kanals verläßt der mototische N. stapedius den Fazialisstamm. Eine Läsion zwischen dem Ganglion geniculi und dem N. stapedius unterbricht den efferenten Schenkel des Stapediusreflexes, während die Tränensekretion intakt bleibt.

Knapp vor dem Foramen stylomastoideum zweigt die Chorda tympani vom Fazialisstamm ab. Mastoidale Läsionen führen zu Abnahme der Speichelproduktion der Glandula submandibularis und Geschmacksausfällen an der Zunge (Gustometrie) bei Erhalt der Tränensekretion und des Stapediusreflexes.

Wie erkennt man klinisch das Ausmaß der nervalen Schädigung bei peripherer Fazialisparese?

a) Klinische Inspektion: Partielle, subtotale, totale Fazialisparese.
b) Perkutane elektrische supramaximale Fazialisstimulation.
c) Elektromyographie.

ERKLÄRUNG: Während das freie Auge Restbeweglichkeiten registriert, die für intakte Nervenanteile sprechen, erlauben Elektrostimulation und Myographie mit Verlaufskontrolle eine Differenzierung de, totalen Fazialisparese in die prognostisch günstige Neurapraxie, die ungünstigere Axonotmesis und die prognostisch schlechte Neurotmesis.

Welche Therapie wendet man bei der Fazialisparese an?

Kausale Therapie: Sanierung der Entzündungsherde, Nervdekompressionen, Tumorentfernung eventuell mit Nervrekonstruktion (z. B. bei malignen Parotistumoren, Akustikusneurinom).
Die häufigste Pareseform, die idiopathische (Bellsche) Parese (ca. 80% aller Fazialisparesen) hat eine hohe Spontanheilungsrate von über 85% ohne jegliche Therapie. Es ist statistisch nicht gesichert, ob Kortisongaben oder Antiphlogistika diese hohe Regenerationsrate zusätzlich steigern.

Erkrankungen des Nervus vagus

Wie erkennt man vagal bedingte Schluckstörungen?

Hohe Vagusparesen (z. B. bei ausgedehnten Tumoren des Kleinhirnbrückenwinkels, Glomustumoren mit Nervläsionen im Bereich des Foramen jugulare) führen zu einseitiger Lähmung des Gaumensegels, der Pharynxmuskulatur und der Larynxmuskulatur mit schweren Schluckstörungen. Bei Inspektion des Rachens fällt bei Phonation (normalerweise beidseitige Vagusinnervation mit Anhebung des Gaumensegels) aufgrund der einseitigen Lähmung ein Verziehen des Gaumensegels und der Pharynxhinterwand zur gesunden Seite auf (Kulissenphänomen).
Zusätzlich besteht eine einseitige Stimmbandlähmung in Intermediärstellung.

Nase

Anatomie

Welche anatomischen Teile formen den Nasenrücken?

Das Nasenbein (Os nasale) formt die Nasenpyramide, der Septumknorpel gemeinsam mit den Dreieckknorpeln (Cartilago nasi lateralis) den Nasenrücken, und die Flügelknorpel (Cartilago alaris maior) die Nasenspitze.

ERKLÄRUNG: Der kombinierte knorpelig-knöcherne Aufbau des Nasenrückens ist bei Verletzungen und rekonstruktiven Maßnahmen von großer Bedeutung. Bereits leichte Traumen können zu einer Fraktur der Pyramide führen. Degenerative Prozesse nach Verletzungen und Entzündungen rufen wesentliche ästhetische und funktionelle Veränderungen der knorpeligen Nase hervor.

Welches Epithel kleidet das Cavum nasi aus?

Im Bereich des Nasenvorhofes die Epidermis mit Anhanggebilden, ein mehrschichtiges Flimmerepithel die Nasenhaupthöhle und Sinnesepithel den Bereich der Riechrinne.

ERKLÄRUNG: Das Vestibulum nasi ist mit Haut inklusive Anhanggebilden ausgekleidet. An dieser Stelle können Furunkel entstehen und Herpes-simplex-Effloreszenzen auftreten. Das mehrschichtige Flimmerepithel der Nasenhöhle weist unmittelbar auf den funktionellen Zusammenhang zwischen oberen und unteren Luftwegen hin. Das Sinnesepithel der Riechrinne ist bei Kindern wesentlich großflächiger ausgebildet als bei Erwachsenen.

Welche Komplikationen können bei Traumen und Entzündungen von den Blutgefäßen der Nase ausgehen?

Heftige arterielle Blutungen bei Traumen aus den Ästen der A. facialis und der A. ophthalmica (A. dorsalis nasi). Thrombosen des Sinus cavernosus bei Nasen- und Oberlippenfurunkel.

ERKLÄRUNG: Die A. facialis (Ast der A. carotis externa) versorgt große Gebiete des Gesichtsschädels. Bei perforierenden Verletzungen und ausgedehnten Mittelgesichtsfrakturen kommt es häufig zur Eröffnung der relativ weitkalibrigen Äste. Bei Nasen- und Oberlippenfurunkel kann es via V. angularis und V. ophthalmica fortgeleitet zur Thrombose im Endokranium kommen. Die V. angularis muß in diesem Fall an typischer Stelle unterbunden werden.

Welche sind die anatomischen Begrenzungen des Vestibulum nasi?

Vorderster Anteil des Septums und Nasensteg (Kolumella) als mediale Wand. Der Flügelknorpel formt die Nasenkuppel (Dom) und mit seinem lateralen Schenkel die laterale Vorhofwand. Die Nasenklappe (Limen nasi) bildet den Übergang zur Nasenhaupthöhle.

ERKLÄRUNG: Das Vestibulum nasi und damit die Nasenspitze ist rein knorpelig aufgebaut. Form und Stabilität beeinflußen die Funktion der Nase erheblich. Plastische Eingriffe in diesem Bereich sind damit immer auch funktionelle. Die Nasenklappen ist die engste Strömungsstelle im Nasenlumen und damit entscheidend für den Nasenflow.

Welche sind die anatomischen Begrenzungen der Nasenhaupthöhle?

Das Cavum nasi reicht von den Nasenklappen (Limen nasi) bis zu den Choanen. Den Nasenboden bildet der harte Gaumen. Die mediale Wand ist das Nasenseptum im vorderen Anteil und die knöcherne Lamina perpendicularis und der Vomer im hinteren Abschnitt. Die Lamina cribrosa formt das Nasendach. Die seitliche Nasenwand wird durch die drei Nasenmuscheln, Teile des Os maxillare und den Dreieckknorpel geformt. Die Ausführungsgänge der Nebenhöhlen und des Ductus nasolacrimalis sind ebenfalls in der lateralen Nasenwand lokalisiert. Den hinteren Abschluß der Nasenhöhle bilden die Choanen und die Vorderwand der Keilbeinhöhle.

ERKLÄRUNG: Die laterale Nasenwand ist stark strukturiert aufgebaut: Die drei Muscheln (Conchae nasales) sind unterschiedlich groß und teilen das Lumen in einen unteren, mittleren und oberen Nasengang (bzw. in eine Regio respiratoria und Regio olfactoria). Die mediale Wand der Siebbeinzellen und der Kieferhöhlen sind gleichfalls Teile der lateralen Nasenwand. Der Ductus nasolacrimalis mündet unter der unteren Muschel, das Ostium des Sinus frontalis und des Sinus maxillaris und der vorderen Ethmoidalzellen liegen unter der mittleren Muschel. Der Sinus sphenoidalis und die hinteren Ethmoidalzellen münden unter der oberen Muschel.

Was ist das Siebbeinlabyrinth?

Ein paarig angeordnetes System von 6 bis 10 lufthaltigen Knochenzellen (Cellulae ethmoidales), topographisch unterteilt in eine vordere und hintere Zellgruppe als Teil des Nasennebenhöhlensystems. Es grenzt an die Orbita, die Schädelbasis, die Keilbeinhöhle und Stirnhöhle sowie an die laterale Nasenwand.

ERKLÄRUNG: Das Siebbeinlabyrinth ist ein klinisch wichtiger Teil des Nebenhöhlensystems: Ausgangspunkt für chronisch rezidivierende Entzündungsprozesse und Polyposis nasi; Überleitungsstelle für endokranielle Komplikationen einer Sinusitis (vordere Schädelbasis); Überleitungsstelle für orbitale Komplikationen (Lamina papyracea). Wegen der engen topographischen Beziehung ist bei Operationen des Siebbeins der N. opticus gefährdet.

Welche sind die anatomischen Begrenzungen der Keilbeinhöhle?

Das Dach ist die Schädelbasis am Übergang der vorderen zur mittleren Schädelgrube. Der Boden ist das Rachendach und der Oberrand der Choanen. Die mediane Begrenzung ist Trennwand zur paarigen Keilbeinhöhle. Lateral liegt der Sinus cavernosus, die Hirnnerven II—VI und die A. carotis interna. An der Vorderwand befindet sich das Ostium, das im Recessus sphenoethmoidalis hinter der oberen Muschel mündet.

ERKLÄRUNG: Endokranielle Überleitung von rhinogenen Entzündungen über das Keilbeinhöhlendach sind möglich. Operativer Zugangsweg zu Hypophysentumoren über die Keilbeinhöhle ist typisch. Das Chiasma opticum und die A. carotis interna sind bei Keilbeinoperationen gefährdet, da sie als Variation auch ungeschützt an der Keilbeinhöhlenwand verlaufen können.

Welche Topographie zeigen die Kieferhöhlen?

Die Kieferhöhle hat die Form einer vierseitigen Pyramide, deren Basis die mediale Wand (laterale Nasenwand) ist. Hier liegt auch das Ostium zum mittleren Nasengang. Das Dach ist der Orbitaboden, im Kieferhöhlenboden liegt der Recessus alveolaris, die hintere Wand grenzt an die Fossa pterygopalatina und die Vorderwand liegt unter dem vorderen Wangenabschnitt und enthält das Foramen nervi infraorbitalis.

ERKLÄRUNG: Das hoch gelegene Ostium und die Recessus zygomaticus und R. alveolaris begünstigen die Retention von Sekret und Entzündungen. Klassischer Zugangsweg über die Kieferhöhle zu den hinteren Siebbeinzellen und über die Hinterwand zur A. maxillaris bzw. zum Ganglion pterygopalatinum (siehe auch Vidianusneurektomie, S. 68).

Physiologie

Welche physiologischen Aufgaben hat die Nase?

Die Nase ist ein Teil der oberen Luftwege, dient wichtigen Schutz- und Reflexmechanismen und enthält die Sinnesendorgane des Geruchssinnsystems.

ERKLÄRUNG: Die Nase reguliert den Atemstrom, erwärmt die Luft auf 32—34 Grad, befeuchtet sie auf 80—85% und reinigt sie von Luftschwebestoffen. Wir unterscheiden nasofugale Reflexe (Verbindungen von der Nase zur Lunge, zum Herz-Kreislaufsystem, zum Verdauungssystem) und nasopedale Reflexe (Informationen von der Lunge, von der Hautoberfläche, von vegetativen Steuerungsstellen). Das Sinnesepithel in der Riechrinne kann adäquate Reize empfangen und ist nicht nur für die Geruchsempfindung, sondern auch für die Geschmacksempfindung von entscheidender Bedeutung (Geschmacksempfindung = Geschmackssinneindruck + Geruchssinneindruck + Temperaturempfindung + Tastempfindung + Schmerzempfindung).

Welche Möglichkeiten bestehen, die Strömungsverhältnisse in der Nase zu dokumentieren?

Die Methoden der Rhinomanometrie. Die Standardmethode ist derzeit die aktive anteriore Rhinomanometrie. Die Druckdifferenz zwischen dem Choanaldruck und dem Außendruck wird in Relation gesetzt mit der Durchflußmenge (nasaler Flow) pro Sekunde.

ERKLÄRUNG: Die Druck-Flow-Relation wird als S-förmige Kurve dargestellt (x-Achse Druckdifferenz in Pascal, y-Achse/Flow in cm^3 pro Sekunde). Die Kurve der linken Nasenseite wird spiegelbildlich zur rechten aufgezeichnet, womit sich ein x-förmiges Diagramm entwickelt, dessen Öffnungswinkel die Flowleistung der Nase dokumentiert. Bei normaler Nasenatmung ist eine Flowsumme (Flow rechte und linke Nase) von mehr als 800 cm^3/Sek. bei 150 Pa meßbar. Der Flow bei 150 Pa wird als einfacher Vergleichswert bei der Interpretation von rhinomanometrischen Befunden herangezogen.

Welche Strömungsbedingungen herrschen in der Nase?

Die Strömung ist nicht gleichförmig: Nach dem Vestibulum nasi kommt es im Bereich der Nasenklappe zu einer hohen Strömungsgeschwindigkeit und unmittelbar dahinter zu einer extremen Verlangsamung der Strömung (Diffusion). In der Nasenhöhle herrscht eine laminare Strömung und eine turbulente Strömung.

ERKLÄRUNG: Die Nasenklappe hat die Wirkung einer Düse mit anschließender Expansion der Luft in der Nasenhöhle. Große Luftschwebestoffe werden daher unmittelbar hinter der Nasenklappe sedimentieren. Im Nasenlumen kann es durch die Turbulenz zur ausreichenden Klimatisierung der Luft kommen. Zu hohe Turbulenzen (z. B. bei Septumdeviation) behindern die Nasenatmung beträchtlich. Zu geringe Turbulenzen schränken die physiologische Funktion der Nase ein. Beim Ausatmen kommt es zur Anstauung der Luft im Naseninneren vor der Nasenklappe, daher zu geringeren Turbulenzen und zur Regeneration der Schleimhaut. Austrocknung wird dadurch verhindert.

Welche Rolle spielt die Nase bei der Sprache?

Nase und Nasennebenhöhlen bilden einen Resonanzraum. Bei der Bildung von Resonanten (m, n, ng) strömt die Luft durch die Nase, bei der Bildung von Vokalen ist die Nase durch das Gaumensegel abgeschlossen.

ERKLÄRUNG: Nasopharynx und Nasennebenhöhlen sind als Teil des Ansatzrohres an der Lautbildung wesentlich beteiligt. Bei Störung des Verschlußmechanismus kommt es zur Rhinolalie. Rhinolalia aperta (offenes Näseln, z. B. bei Gaumensegellähmung): Kein Abschluß des Nasenrachenraumes, daher nasaler Beiklang bei allen Lauten (A-I-Probe nach Gutzmann, Spiegelprobe nach Glatzl bzw. Czermak). Rhinolalia clausa (geschlossenes Näseln, z. B. bei Adenoiden): Dauernder Abschluß des Nasen-Rachen-Raums, daher dumpfer Klang der Resonanten.

Untersuchungsmethoden

Welche Untersuchungsmöglichkeiten der Nase gibt es außer der Rhinoscopia anterior?

Die *Rhinoscopia posterior*, die Untersuchung mit dem kleinen Epipharynxspiegel ermöglicht auch einen Einblick in die hinteren Nasenabschnitte durch die Choane. Ferner wird mit der Nasenendoskopie der Beobachtungspunkt in die Nasenhöhle hineinverlagert. Optiken mit Seitenblick (30 und 70 Grad) gestatten die Beurteilung von lateral gelegenen Veränderungen. Eine weitere wichtige Untersuchungsmöglichkeit ist das *NNH-Röntgen*: Der Zustand der der Nase nachgeschalteten NNH läßt Rückschlüsse auf pathologische Veränderungen auch der Nasenhaupthöhle zu. Die *Computertomographie* der NNH ist eine moderne, aber sehr aufwendige Untersuchungstechnik und wird gelegentlich auch im Routinebetrieb zur Klärung spezifischer Fragestellungen eingesetzt. Zur Messung der Durchströmfähigkeit der Nasenhaupthöhle dient die *Rhinomanometrie*. Aufschluß über den Grad der Verlegung z. B. bei Septumdeviation oder über die Wirkung von abschwellenden Medikamenten kann dadurch erhalten werden.

Welche Abschnitte der Nase können bei der Rhinoscopia anterior eingesehen werden, welche nicht; wie kann die Einsicht verbessert werden?

Entsprechend der oft sehr großen Variabilität des Naseninneren können in der Regel nur die vorderen und mittleren Nasenabschnitte beurteilt werden: So ist eine Aussage über das Septum, den gemeinsamen Nasengang, die untere und mittlere Muschel, sowie über den unteren und mittleren Nasengang möglich. Seltener sind die obere Muschel und der obere Nasengang einzusehen, fast nie der Choanalbereich oder der Epipharynx. Diese Abschnitte sind durch die Rhinoscopia posterior zu untersuchen. Ein besserer Einblick in die Nase kann nach abschwellenden Einlagen erreicht werden, dies vor allem dann, wenn durch entzündliche oder andere Einflüsse eine starke Schwellung der Muscheln (Schwellkörper!) das Naseninnere stark verengt.

Welche Stoffe werden für eine qualitative Geruchsprüfung herangezogen?

Reine Riechstoffe, Riechstoffe mit Trigeminuskomponenten, Riechstoffe mit Geschmackskomponenten, gustatorische Riechproben.

ERKLÄRUNG: Reine Riechstoffe reizen nur den N. olfactorius. Trigeminusreizstoffe (Ammoniak, Menthol, Eisessig) lösen auch bei kompletter Anosmie einen Trigeminusreiz aus. Äther und Chloroform schmecken (!) süß, Pyridin bitter, trotz Störung des Geruchssinns (über Chorda tympani). Oral angebotener Zimt kann nur über ein funktionsfähiges Geruchsorgan erkannt werden (und nicht über den Geschmackssinn). Mit derartigen Hilfsmitteln können Simulanten leicht überführt werden. Weitere Möglichkeiten der Simulantenüberprüfung eröffnet die Computerolfaktometrie.

Welche Diagnosemöglichkeiten gibt es für Nasennebenhöhlenerkrankungen?

a) Die Rhinoscopia anterior und posterior. Typischerweise sieht man bei einer akuten Sinusitis neben den akuten Veränderungen einer Rhinitis Eiterstraßen von den NNH-Ostien ausgehend.
b) Druck-, Klopf- und Spontanschmerz über den betroffenen Nasennebenhöhlen. Im Rahmen der klinischen Untersuchung sind diese Symptome sehr typisch. Dazu gehört auch die Verstärkung der Schmerzen beim Bücken nach vorne. Druckdolente Trigeminusnervenaustrittspunkte finden sich infraorbital bei Kieferhöhlenentzündungen und supraorbital bei Stirnhöhlenaffektionen.
c) Übersichtsröntgen der NNH. Bei der Sinusitis kommt es zur Verschattung der normalerweise lufthältigen NNH.

Mißbildungen

Welche Mißbildungen der Nase mit Fisteln und Geweberetentionen gibt es?

Mediane Nasenfisteln, kongenitale Nasenzysten, Dermoidzysten, Gliome. Therapie: Exstirpation in toto.

ERKLÄRUNG: Mediane Nasenfisteln münden meist im Bereich der Glabella, manchmal aber auch weiter vorne am Nasenrücken und reichen bis zur Nasenwurzel oder zur Schädelbasis. Ektodermale Einstülpungen (Dermoidzysten) sind die häufigste Ursache von angeborenen Zystenbildungen. Gliome treten ebenfalls immer in der Medianen der Nase auf.

Welche Mißbildungen der Nase mit Spaltenbildungen gibt es?

Mediane Spaltenbildungen des Gesichtes und der Nase als Hypertelorismus, Doggennase, Proboszis oder Doppelnase.

ERKLÄRUNG: Spaltenbildungen sind Folge ungenügend vereinigter Gesichtsfortsätze oder Einrisse von Membranen. In der Regel kommen sie gemeinsam mit anderen Mißbildungen vor (z. B. Meningoenzephalozelen). Häufig sind Spaltenbildungen nur angedeutet und inkomplett. Die plastisch rekonstruktive Therapie ist dennoch immer mehrzeitig in Stufen erforderlich und muß von logopädischen und kieferchirurgischen Maßnahmen begleitet werden.

Was sind Meningoenzephalozelen?

Ausstülpungen der Hirnhaut (mit und ohne Hirn als Inhalt) als Folge angeborener Dehiszenz der Schädelbasis oder als posttraumatische Folge. Sie können intranasal und extranasal auftreten.

ERKLÄRUNG: Ein mangelhafter Verschluß des Neuroporus in der 3. Embryonalwoche oder eine Fraktur der Rhinobasis kann Ursache der Hirnhernie sein. Die Gefahr liegt einerseits bei den natürlichen Komplikationsmöglichkeiten, andererseits aber auch in der Differentialdiagnose zu harmlosen Erkrankungen, wenn sie nicht erkannt werden. Sie müssen operativ entfernt werden und der Duradefekt muß sicher verschlossen werden.

Erkrankungen

Welche Beispiele für eine respiratische Anosmie gibt es?

Rhinitis, Polyposis, Septumdeviation, Choanalathresie. Alle Erkrankungen, bei denen aus organischen Gründen die geruchsfähigen Stoffe nicht zur Riechrinne gelangen können. Dazu gehört auch der Status nach Laryngektomie.

ERKLÄRUNG: Der geruchsfähige Stoff muß bei der Nasenatmung an der Riechrinne vorbeistreichen können um dort eine Serie von Geruchsreizen auslösen zu können. Die Atemluft kann durch einen Widerstand daran gehindert werden (z. B. Polyp) oder aber mechanisch soweit abgelenkt werden, daß der Luftstrom nicht zum Riechepithel gelangt (z. B. Scheidewandleiste).

Welche Beispiele für eine essentielle Anosmie gibt es?

Grippeanosmie, toxische Anosmie, Anosmie als Folge chronischer Einwirkung von Reizstoffen. Alle Erkrankungsformen, wo eine Schädigung des Riechepithels die Ursache der Geruchsstörung ist.

ERKLÄRUNG: Der geruchsfähige Stoff gelangt zwar zur Riechrinne, kann dort aber im Sinnesepithel keinen Reiz auslösen. Die virogene Geruchsstörung (Grippeanosmie) kann vielfach mit dem Kortisoneffekt verifiziert werden. Blei- und Alkoholvergiftung sind typische Ursachen. Chronische Einwirkung von chemischen Reizstoffen (Lacklösungsmittel, Ammoniak, Chlor usw.), untoxischen Stoffen (Kalk, Zement, Pottasche usw.) und extreme thermisch-klimatische Einflüsse führen ebenfalls zur essentiellen Anosmie.

Welche Ursachen hat eine posttraumatische Anosmie?

Abriß der Fila olfactoria, Quetschung des Riechapparates, Contusio cerebri, Blutung, Unfallsneurose.

ERKLÄRUNG: Bereits leichte Schädelunfälle können durch die Relativbewegung des Hirns (Contrecoupwirkung) zu einem Abriß der Fila olfactoria führen, insbesondere bei Schlag oder Sturz auf den Hinterkopf. Etwa 10% aller Schädelunfälle sind von einer bleibenden Geruchsstörung begleitet. Diese bekannte Tatsache ist häufig Ursache für Simulation einer Geruchsstörung nach Schädeltrauma zur Erzielung einer Entschädigung. In Einzelfällen kann sich dieses Wissen auch im Rahmen einer Unfallneurose manifestieren.

Was ist eine Synechie der Nasenhöhle; welche Ursache, Symptomatik und Therapie gibt es?

Es handelt sich um eine Verwachsung zwischen Nasenseptum und Muscheln als Folge von Verletzungen, chronischen Entzündungen oder Operationen. Behinderte Nasenatmung, Geruchsstörung und rezidivierende Sinusitis können auftreten. Die Synechie muß scharf durchtrennt werden und mit geeigneten Maßnahmen ein Wiederverwachsen verhindert werden.

ERKLÄRUNG: Häufig treten nach Eingriffen an der Nasenmuschel oder am Septum kleine punkförmige Synechien auf, die asymptomatisch sind. Je größer die Kontaktfläche ist, desto stärker ist die Symptomatik ausgeprägt (bis zur chronischen eitrigen Sinusitis) und um so schwieriger ist es, eine neuerliche Synechie nach Durchtrennung mit Kunststoffplättchen oder Salbenstreifen zu verhindern.

Was ist eine Septumdeviation; welche Ursache, Symptomatik und Therapie gibt es?

Es handelt sich um eine Verbiegung der normalerweise planen Nasenscheidewand. Sie kann wachstumsbedingt entstehen, durch unterschiedliches Wachstum der knorpeligen und knöchernen Anteile bzw. durch unterschiedliches Wachstum des Gesichts- und Hirnschädels. Posttraumatisch ist die Deviation meist besonders ausgeprägt und störend. Behinderte Nasenatmung, Geruchsstörung, Kopfschmerz und rezidivierende Sinusitis können auftreten. Eine operative Sanierung (Septumplastik oder subperichondrale Septumresektion) ist bei entsprechender Symptomatik indiziert.

ERKLÄRUNG: Eine geringgradige, asymptomatische Deviation ist sehr häufig. Bei ausgeprägter Deviation treten zunehmend stärkere Symptome auf, die zur Operationsindikation zwingen. Ob die behinderte Nasenatmung anatomisch bedingt ist (z.B. Septumdeviation), oder durch eine Schleimhautschwellung, kann mittels der Rhinomanometrie im Abschwelltest eindeutig differenziert werden.

Was ist eine akute Rhinitis; welche Ursache, Symptomatik und Therapie gibt es?

Infektion durch Rhinoviren, Adenoviren, Grippeviren oder andere mit kurzer Inkubationszeit. Behinderte Nasenatmung, Rhinorrhoe, Niesreiz, respiratorische Anosmie, Kopfschmerz und Abgeschlagenheit sind die wichtigsten Symptome. Die Therapie ist rein symptomatisch mit abschwellenden Nasentropfen oder oralen Ephedrinderivaten.

ERKLÄRUNG: Differentialdiagnostisch ist an eine Begleitrhinitis zu denken, die als Initialerkrankung bei einigen Kinderinfektionserkrankungen und Virusinfekten auftreten kann. Der Verlauf ist in diesen Fällen entsprechend der Hauptkrankheit nicht auf die Nase beschränkt. Komplikationen der akuten Rhinitis treten durch Fortleitung in die Nasennebenhöhlen oder in das Mittelohr auf, insbesondere bei bakteriellen Mischinfektionen.

Welche Sonderstellung hat die Säuglingsrhinitis?

Zum Unterschied zur Rhinitis acuta im Kindes- und Erwachsenenalter stellt die Säuglingsrhinitis eine bedrohliche Erkrankung dar. Schwere Allgemeinreaktion, Komplikationsgefahr und Ernährungsstörung sind erschwerende Begleitprobleme.

ERKLÄRUNG: Der Verlauf der Säuglingsrhinitis ist immer bedrohlich. Komplikationen, wie Pneumonie, hohes Fieber, foudroyante bakterielle Superinfektion und erhebliche Ernährungsstörungen durch die behinderte Nasenatmung sind typisch. Die Therapie hat daher stets unter Einbeziehung von Antibiotika, Überwachung des Elektrolythaushaltes und Kreislaufkontrolle zu erfolgen. Sondenernährung ist in vielen Fällen erforderlich. Vorsicht ist bei der Anwendung von abschwellenden Nasentropfen geboten: Eine Überdosierung kann zum Atemstillstand führen.

Welche Ursachen und welche Differentialdiagnose hat die chronische Rhinitis?

Viele chronisch einwirkende Noxen kommen als Ursache in Frage, z. B. chronische Entzündungen in den Nasennebenhöhlen, chronische Einwirkung von chemischen oder physikalischen Noxen, chronische Anwendung von abschwellenden Nasentropfen („Privinismis") und endokrine Störungen. Bei Kindern sind adenoide Vegetationen ursächlich. Differentialdiagnostisch sind die allergische Rhinitis, die vasomotorische Rhinitis, spezifische Rhinitiden und atrophe Rhinitiden abzugrenzen. Weitere mögliche Differentialdiagnosen: Nasenfremdkörper, Choanalatresie, Neoplasmen, Morbus Wegener.

ERKLÄRUNG: Typisch für die chronische Rhinitis ist die verdickte, zum Teil polypöse Schleimhaut, im späteren Stadium an der Oberfläche leicht granuliert („Maulbeermuscheln"). Zum Unterschied zur vasomotorischen oder allergischen Rhinitis ist das Sekret selten dünnflüssig. Im Vordergrund stehen blockierte Nasenatmung und rezidivierende Sinusitis. Bei einseitiger chronischer Rhinitis muß immer an einen Nasenfremdkörper oder eine einseitige Choanalatresie gedacht werden.

Wie kann die vasomotrische Rhinopathie von anderen chronischen Rhinitisformen abgegrenzt werden?

Es handelt sich um eine chronische, nichtallergische Rhinitis (Allergiediagnostik negativ), mit Hypersekretion und blockierter Nasenatmung, wobei der Verlauf oft paroxysmal ist und die behinderte Nasenatmung die Seite wechseln kann. Ursächlich ist eine vegetative Dysregulation der Gefäße der Nasenschleimhaut und nicht ein chronisch schädigender Einfluß. Die Diagnose erfolgt durch Ausschluß der abzugrenzenden Rhinitiden.

ERKLÄRUNG: Die neurovaskulär ausgelöste Rhinitis ist durch das Überwiegen des Parasympatikotonus ausgelöst, und unterliegt daher auch vielen anderen vegetativen Faktoren. Die unspezifische reaktive Hyperreagibilität der Nasenschleimhaut reagiert daher auch auf Streßfaktoren, Alkohol und physikalische Einflüsse. Therapeutisch ist das Krankheitsbild schwer beherrschbar: Antihistaminika, lokales Kortison, Psychopharmaka, kleine operative Eingriffe am Septum und an den Muscheln können zielführend sein. Auch eine Unterbrechung des vegetativen Steuerkreises mit Durchtrennung der parasympathischen Nervenversorgung (Vidianusneurektomie) wird in Erwägung gezogen.

Was ist ein Schmetterlingserysipel?

Eine Infektion mit hämolysierenden Streptokokken im Bereich der Nase. Symmetrische Ausläufer auf das Mittelgesicht beidseits lassen ein schmetterlingförmiges Exanthem erkennen.

ERKLÄRUNG: Die entzündliche Hautrötung ist scharf abgegrenzt, von Fieber und Schmerzen begleitet. Therapeutisch ist Penicillin das Antibiotikum erster Wahl.

Welche Manifestation zeigt die Wegenersche Granulomatose in der Nase?

Veränderungen der Nasenschleimhaut im Sinne von Granulationen, Krustenbildung und degenerativen Veränderungen der knorpeligen Anteile.

ERKLÄRUNG: Die Wegenersche Granulomatose ist eine Erkrankung, die durch eine granulomatöse Arteriitis, Perivaskulitis und nekrotisierende Vaskulitis charakterisiert ist. Damit sind die chronisch degenerativen Veränderungen der verschiedenen Organe (siehe auch Ohr, Larynx, Trachea, Lunge, Leber, Niere) erklärbar. Langzeittherapie mit immunsuppressiven Dosen von Kortison wird derzeit empfohlen. Die Prognose ist infaust. Differentialdiagnostisch muß an ein Granuloma gangraeneszens, an Leukämie und an Morbus Boeck gedacht werden.

Was ist ein Rhinophym und wie wird es behandelt?

Eine überschießende Proliferation der Talgdrüsen der Nasenhaut, die diese zu einer Knollennase auftreiben. Die Hautveränderungen müssen scharf abgetragen werden, z. B. mit einer Rasierklinge.

ERKLÄRUNG: Nachdem es sich um einen Überschuß an Hautanhangsgebilden handelt, muß nach der schichtweisen Abtragung der Veränderung keine plastische Deckung des Defektes erfolgen. Die Haut heilt spontan wieder ohne Narbenbildung ab. Das Rhinophym kommt gehäuft bei Alkoholikern vor, seine Ätiologie ist aber nicht eindeutig geklärt. (Zusammenhang mit Rosazea?)

An welchen klinischen Zeichen erkennt man eine akute Sinusitis?

Heftiger, zum Teil klopfender Schmerz im Bereich des Gesichtes, speziell über den erkrankten Nebenhöhlen. Beim Bücken und Husten akute Verstärkung des Schmerzes. Klopfempfindlichkeit der Nebenhöhlenvorderwand und deutliches Krankheitsgefühl sind typisch. Im fortgeschrittenen Stadium geht eitriges Sekret ab, eventuell nur einseitig (Differentialdignose: Nasenfremdkörper).

ERKLÄRUNG: Bei einer katarrhalischen Entzündung ist das Sekret farblos, doch folgt bei längerem Bestehen fast immer eine bakterielle Superinfektion. Bei der Rhinoskopie sieht man die typischen Eiterstraßen der Nasennebenhöhlenostien der I. und II. Serie. Weitere diagnostische Möglichkeiten bietet der Röntgenbefund (Schleimhautschwellung, komplette Verschattung oder Spiegelbildung durch Eiteransammlung) und der Ultraschall.

Wodurch unterscheidet sich die Symptomatik einer chronischen Sinusitis von der einer akuten?

Bei der chronischen Sinusitis ist die Anamnese entsprechend lang, die Schmerzen sind nicht so heftig, stark wechselnd und eher neuralgiform. Das Sekret ist schleimig eitrig. Abgeschlagenheit und Leistungsschwäche sind häufige, aber uncharakteristische Symptome. Oft sind begleitende Schleimhautreaktionen wie Polyposis nasi und ein sinubronchiales Syndrom nachweisbar.

ERKLÄRUNG: Bei der chronischen Sinusitis verschleiert oft eine Neuralgie des N. supraorbitalis oder infraorbitalis die Diagnose. Parosmie (meist Kakosmie) kann durch die chronische Entzündung ausgelöst werden. Eine Mitbeteiligung des Knochens (Osteomyelitis) kann die Therapie erheblich erschweren.

Welche Komplikationen können aus einer Sinusitis entstehen?

Orbitale Komplikationen (Orbitaödem, Periostitis, Subperiostalabszeß, Orbitaphlegmone), endokranielle Komplikationen (Epiduralabszeß, Subduralabszeß, Hirnabszeß, Sinusthrombose, Meningitis), und Knochenkomplikationen (Osteomyelitis).

ERKLÄRUNG: Grunsätzlich entstehen Komplikationen dadurch, daß die Entzündung aus der Nebenhöhle verschwindet und in die benachbarten Organe einbricht. Die Entzündung kann auf verschiedenen Wegen fortgeleitet werden: direkt unter Knochendestruktion, fortgeleitet über eine Osteomyelitis oder hämatogen. Jedes Anzeichen einer Komplikation erfordert unverzüglich eine hochdosierte Antibiotikatherapie und bei Progredienz eine operative Intervention, um lebensbedrohliche Zustände abzuwehren.

Was sind Mukozele und Pyozele der Nasennebenhöhlen; welche Ursache, Symptomatik und Therapie gibt es?

Eine Retention von Schleim und Eiter in der Nebenhöhle bei Ostiumverschluß führt zur Knochenverdünnung und Vergrößerung der Nebenhöhle. Symptomatisch besteht ein dumpfer Kopfschmerz und Beschwerden durch den raumfordernden Prozeß (behinderte Nasenatmung, Doppelbilder). Die Therapie besteht in einer operativen Sanierung.

ERKLÄRUNG: Der Ostiumverschluß kann unterschiedliche Ursachen haben. Selten ist es eine entzündliche, meist handelt es sich um eine traumatische Ursache oder um postoperative Komplikationen mit Obliteration der entsprechenden Ostien. Die Diagnose kann röntgenologisch gut gesichert werden (Differentialdiagnose: Pneumatozele, eine mit Luft gefüllte, stark erweiterte Nebenhöhle).

Welche Differentialdiagnose ist bei der einseitig fötiden Nasensekretion möglich?

Nasenfremdkörper, Sinusitis purulenta, Tumorzerfall, Rhinolith, Gumma, Rotz, Nasendiphtherie.

ERKLÄRUNG: Die Antworten sind weitgehend in der Reihenfolge der Wahrscheinlichkeit geordnet. Nasenfremdkörper kommen häufig bei Kindern vor und werden oft lange nicht erkannt. Einseitig eitrige Sinusitis kann röntgenologisch bestätigt werden. Unverkennbar ist der fötide Zerfall von Tumoren der Nase und der Nebenhöhlen. Lues der Nase, Rotz (Malleus) und Diphtherie sind meldepflichtig, aber kaum noch anzutreffen (siehe auch S. 75).

Wie werden Mittelgesichtsfrakturen entsprechend ihrer Ausdehnung klassifiziert?

Nach le Fort in die Klassen I—III.
Le Fort I: Maxillare Querfraktur mit Abriß des Alveolarkamms.
Le Fort II: Pyramidenfraktur der Maxilla unter Einbeziehung von Teilen der Nasennebenhöhle, des Orbitabodens und der Tränenwege.
Le Fort III: Ausgedehnte Mittelgesichtsfraktur mit Abriß von der Rhinobasis und Frakturen in meist allen Nasennebenhöhlen und der Orbita.

ERKLÄRUNG: Mittelgesichtsfrakturen sind meist Folge von Verkehrsunfällen oder schweren Arbeitsunfällen. Primär steht die Schocktherapie und die Erhaltung der Sehleistung im Vordergrund. Hirnaustritt und Liquorrhoe aus der gebrochenen Rhinobasis stellen gefährliche Komplikationsursachen dar. Die operative Rekonstruktion soll nach eingehender röntgenologischer Diagnostik unmittelbar nach der erforderlichen Erstversorgung gut geplant werden.

Was ist eine Blow-out-Fraktur?

Eine Fraktur des Orbitabodens (Kieferhöhlendach) nach stumpfer Gewalteinwirkung auf das Auge. Einklemmungen von Augenmuskeln und Doppelbilder durch Dislokation des Bulbus sind möglich.

ERKLÄRUNG: Bei geringer Gewalteinwirkung dringt nur Orbitafettgewebe in die Kieferhöhle ein. Es kann aber dennoch zu Doppelbildern kommen. Bei Muskeleinklemmungen ist eine Bewegungseinschränkung des Bulbus sicher. Die Blow-out-Fraktur muß so rasch wie möglich von der Kieferhöhle aus revidiert werden.

Was sind die Leitsymptome einer Fraktur der Rhinobasis?

Rhinoliquorrhoe, Hirnaustritt, Anosmie, Brillenhämatom, Doppelbilder oder Protrusio bulbi.

ERKLÄRUNG: Frakturen der Rhinobasis müssen immer operativ freigelegt und genau revidiert werden um aufsteigende Entzündungen und bleibende ästhetische Störungen zu vermeiden. Der Eingriff ist aber nur bei bedrohlichen endokraniellen Komplikationen (Blutung, Hirndruck) sofort auszuführen, in der Regel kann er gut geplant in den ersten posttraumatischen Tagen durchgeführt werden. Dabei ist genau darauf zu achten, daß keine Verbindung zwischen den Nebenhöhlen und dem Endokranium ungedeckt bleibt. Schlecht versorgte Defekte der Stirnhöhlenvorderwand sind immer von schweren kosmetischen Störungen begleitet.

Wie kann eine Rhinoliquorrhoe nachgewiesen werden?

Einfach mit einem Harnzuckerstreifen, der den hohen Glukoseanteil des Liquors nachweist. Sicher mit einer Fluoreszeinprobe, wobei fluoreszierendes Material in den Spinalkanal eingebracht wird und mit UV-Licht im Bereich des Liquoraustrittes an der Rhinobasis optisch nachgewiesen werden kann.

ERKLÄRUNG: Eine Liquorrhoe muß unbedingt operativ versorgt werden, da sie ein sicheres Zeichen der Dehiszenz der Rhinobasis ist. Der Defekt muß mit Dura (oder Duraersatzgewebe) wasserdicht verschlossen werden. Neben der Fluoreszeinprobe kann auch ein Isotopentest oder ein Nachweis liquorspezifischer Eiweißfraktionen angewendet werden.

Welche typischen Begleiterscheinungen hat eine Polyposis nasi?

Chronische Sinusitis, behinderte Nasenatmung, Anosmie, Rhinolalia clausa, sinubronchopulmonales Syndrom.

ERKLÄRUNG: Die chronische nasale Obstruktion führt zu einer Minderbelüftung der Nasennebenhöhlen und damit zur Sinusitis. Bei einer operativen Entfernung der Polypen wird daher in der Regel zumindest das Infundibulum mit eröffnet, um bessere Bedingungen in der Nasenhöhle zu erreichen und der Rezidivneigung der Polyposis vorzubeugen. Postoperativ angewendetes lokales Kortison (Spray) reduziert mitunter sowohl die Rezidivquote als auch die Gefahr der weiteren Schleimhautreaktionen (Schwellung — Obstruktion — Sinusitis — sinubronchiales Syndrom).

Welche Konsequenzen ergeben sich aus der röntgenologischen Diagnose eines Stirnhöhlenosteoms?

Kleine, asymptomatische Osteome bedürfen keiner Therapie. Bei Spannungskopfschmerz oder bei ausgedehnter Größe mit drohenden Verdrängungszeichen muß das Osteom abgefräst werden.

ERKLÄRUNG: In vielen Fällen ist ein kleines Osteom ein Zufallsbefund und bedarf keiner Therapie. Es muß lediglich bezüglich eines möglichen Größenzuwachses beobachtet werden. Dauernder frontaler Kopfschmerz und große Osteome werden auf dem Wege einer Beckschen Bohrung abgetragen. Osteome kommen vorwiegend in der Stirnhöhle vor, selten in den anderen Nebenhöhlen.

Neigen Nasenpapillome zur maligenen Entartung?

Eine maligne Entartung von Nasenpapillomen ist sehr häufig, insbesondere bei langer Krankheitsanamnese. Sie kommen aber ingesamt selten vor.

ERKLÄRUNG: Die fibroepithelialen Geschwülste sind sowohl wegen ihrer Malignitätsneigung als auch wegen des destruktiven Wachstums immer radikal operativ zu entfernen. Eine Strahlentherapie kommt nicht in Betracht. Von Nasenpolypen unterscheiden sie sich optisch schon durch ihren papillomatösen Aufbau und durch die deutliche Blutungsneigung.

Welche Malignome sind an der äußeren Nase anzutreffen?

Basaliom, Spinaliom (verhornendes Plattenepithelkarzinom), malignes Melanom.

ERKLÄRUNG: Basaliome und Spinaliome haben eine gute Prognose, wenn sie frühzeitig und weit im Gesunden reseziert werden. Die Defektdeckung soll, um Lokalrezidive rechtzeitig erkennen zu können, primär nur mit Spalthautlappen erfolgen und nur gegebenenfalls zu einem späteren Zeitpunkt plastisch rekonstruiert werden. Maligne Melanome haben eine wesentlich schlechtere Prognose, sie sollen besonders weit im Gesunden abgetragen werden, in der Regel mit einer gleichzeitigen Halsdrüsenausräumung (Neck dissection).

Was ist der häufigste Ausgangspunkt von Malignomen der Nasenhöhle?

In den meisten Fällen handelt es sich um Karzinome der Kieferhöhlen, eventuell auch vom Siebbein ausgehend. Vorwiegend handelt es sich um Plattenepithelkarzinome, seltener um Adenokarzinome und andere Gewebeformen.

ERKLÄRUNG: Etwa 60% der Nasenhöhlenkarzinome nehmen ihren Ursprung in der Kieferhöhle, Siebbein und Nasenhöhle selbst sind wesentlich seltener Ausgangspunkt. Leider kommt es in der Regel erst spät zu Symptomen, so daß der Tumor oft erst bei großer Ausdehnung erkannt wird. Leitsymptome: fötide einseitige Nasensekretion, rezidivierende Epistaxis mit Schmierblutungen, Wangenschwellung, Probleme mit der Oberkieferprothese.

Konservative und operative Therapie

Bei Nasentraumen kommt es relativ häufig zu Septumhämatomen; wie werden diese versorgt?

Eine sofortige Abpunktion des Blutes und Antamponade der Schleimhaut ist notwendig, da das Perichondrium nicht in der Lage ist, das Blut zu resorbieren. Andernfalls besteht eine extreme Infektionsgefahr. Eine neuerliche Füllung des subperichondralen Raumes mit Blut wird durch die Tamponade verhindert. Nicht behandelte Septumhämatome führen oft zu Septumabszessen mit Knorpeleinschmelzungen, da Blut ein guter Nährboden für Bakterien ist. Bei Körpertemperatur sind optimale Wachstumsbedingungen gegeben, die Infektion kann daher sehr rasch erfolgen. Eine antibiotische Abschirmung ist zusätzlich indiziert, die hochdosiert erfolgen soll. Septumabszesse können den Knorpel und die Knochenstrukturen dermaßen schädigen, daß in weiterer Folge Septumperforationen und Sattelnasen entstehen können (siehe auch S. 209).

Welche Vorgangsweise ist beim Nasenfurunkel angebracht?

Die Behandlung soll möglichst stationär erfolgen. Der Grund liegt in der eminenten Gefahr einer Fortleitung der Entzündung über die Vena angularis in Richtung Sinus cavernosus. Eine Antibiotika-Infusionsbehandlung ist unerläßlich, bei Mitbetroffensein der Vena angularis muß diese ligiert werden. Dieser Eingriff verhindert eine septische Sinus cavernosus-Thrombose, die letal ausgehen kann. Die Antibiotika-Therapie muß hochdosiert erfolgen. Mechanische Manipulationen sollen möglichst vermieden werden (Ausdrücken des Furunkels!), da es dadurch leicht zur Propagation mit den bereits angeführten Folgen kommen kann. Auch Inzisionen sind zu vermeiden; im Gesichtsbereich bergen solche Eingriffe die Gefahr der Keimverschleppung in sich. Anders hingegen ist vorzugehen, wenn nach Furunkeln ein Balg bestehen bleibt, der zu Rezidiven Anlaß gibt. Nach Abklingen der akuten Entzündungserscheinungen wird ein solcher zu entfernen sein.

Welche Möglichkeiten der operativen Sanierung der Kieferhöhlen gibt es?

a) Die endoskopische Chirurgie. Dieser Eingriff geht prinzipiell von einem diagnostischen Konzept aus, wobei man trachtet, nur gezielte Minimaleingriffe zur Sanierung (Engstellensanierung) der NNH-Ostien (z. B. der Siebbeinzellen) durchzuführen.
b) Die Kieferhöhlenradikaloperation nach Caldwell-Luc. Diese Operation dient dazu, chronische Prozesse auszuräumen. Sie stellt aber einen massiven Eingriff in die Physiologie der NNH-Schleimhaut dar.

Welche Komplikationen werden durch eine Nasenseptumdeviation hervorgerufen?

a) Die Sinusitis. Die einseitige Verlegung der Nase, kombiniert mit Schwellungszuständen an kritischen Punkten (Ostien), bedingt, meist im Rahmen einer banalen Rhinitis, eine vermehrte Frequenz an NNH-Entzündungen.
b) Die Laryngitis. Durch das Fehlen der physiologischen Klimatisierung (Anfeuchtung, Anwärmung und Reinigung) der Atemluft kommt es zu einer erhöhten Infektionsneigung.
c) Die Otitis media. Durch die verminderte Durchlüftung der Nasenhöhle ist eine vermehrte Rhinitisneigung mit konsekutiven Mittelohrentzündungen zu erwarten.

Welche konvervativen Therapiemöglichkeiten der akuten Sinusitis maxillaris stehen uns zur Verfügung?

Abschwellende Nasentropfen bzw. Ephedrineinlage in die Nase mit dem Ziel, die verschwollenen Nebenhöhlenostien zu öffnen. Diese Maßnahme wird üblicherweise mit einer anschließenden Wärmebestrahlung kombiniert (Kopflichtbad oder Rotlichtbestrahlung). Die Antibiotikagabe ist bei schwereren Entzündungen indiziert, da es sich meist um bakterielle Infekte handelt. Die Therapie muß lange genug erfolgen — bis zu 10 Tagen — und die Dosierung hoch genug sein. Bei Erguß in der Kieferhöhle ist nach dem Prinzip „ubi pus ibi evacua" mit einer Kieferhöhlenpunktion die Entfernung des meist eitrigen Inhaltes zu erzielen. Die sofortige Kieferhöhlenradikaloperation ist hingegen bei einer akuten Sinusitis nicht indiziert. Dieser Eingriff hat vielmehr seinen Stellenwert bei chronischen bzw. rezidivierenden entzündlichen Prozessen.

Wofür spricht eine einseitige fötide Sekretion aus der Nase?

Eine der häufigsten Ursachen ist eine dentogene Sinusitis. Beherdete Zahnwurzeln führen zu Anaerobierinfektionen mit stinkendem, für einen Zerfall sprechenden Sekret. Auch längere Zeit in der Nase liegende Fremdkörper (z. B. bei Kindern!) bewirken ein fötides Sekret. Ursache sind die Schleimhautreizung mit nachfolgender Infektion und Zerfallsprozesse. In selteneren Fällen kann das fötide Sekret von einer epitympanalen Otitis media chronica (Cholesteatom) stammen, das über den Weg der Tuba auditiva eustachii in den Nasenrachenraum und schließlich in die Nase gelangt ist. Immer muß auch an maligne Tumoren gedacht werden: Besonders zerfallende Geschwülste werden häufig von Anaerobiern besiedelt, die fötides Sekret bilden.

Welche Ursachen führen zu massiven Blutungen des Locus Kiesselbachii?

Sehr häufig eine entgleiste Hypertonie. Es kann dies eine der ersten Symptome hypertensiver Krisen sein, wobei die Nasenblutung als Aderlaß den Patienten praktisch vor einer möglichen Apoplexie bewahrt. Merke: Unter solchen Umständen ist eine sofortige Stillung der Epistaxis nicht anzustreben.

Auch die Rhinitis kann häufig Ursache einer Blutung sein. Bei einer akuten Entzündung kommt es zu einer vermehrten Durchblutung der Nasenschleimhäute, wobei zusätzlich noch ein Trauma durch das Schneuzen ausgeübt wird. Das „Platzen" eines Gefäßes führt dann zur Blutung. Weiters ist bei Gefäßleiden (z. B. M. Osler) die Nasenblutung oft das erste Symptom. Von den noch zahlreichen Möglichkeiten sind die Blutgerinnungsstörungen hervorzuheben. Vorwiegend bei Patienten, die unter einer Antikoagulantientherapie stehen, kann eine Blutung erstes Zeichen einer bedrohlichen Absenkung der Blutgerinnung sein. Sind die Ursachen besonders bei wiederholt auftretenden Nasenblutungen nicht bekannt, sind somit Gerinnungsbefunde zu erheben.

Welche Probleme können bei einer Rhinitis acuta auftreten?

Die Rhinitis ist meist Wegbereiter für eine akute Sinusitis. Oft handelt es sich um eine virale Infektion, die von vorn herein auch die Schleimhaut der Nebenhöhlen befällt. Hinzu kommt eine Verlegung der Nebenhöhlenostien, wodurch ein Sekretstau auftritt. In weiterer Folge tritt eine bakterielle Infektion auf. Die Entzündung kann sich auf andere Schleimhautabschnitte ausdehnen: Eine Pharyngitis und Laryngitis ist im Sinne eines absteigenden Katarrhs keine Seltenheit. Eine der häufigsten Komplikationen ist die Otitis media acuta. Die meist bakterielle Entzündung entsteht über den Weg Nasenrachenraum—Eustachische Röhre. Durch Sekreteinblasung beim Schneuzen wird die Infektion begünstigt.

Welche Gefahr birgt die zu lange Gabe von abschwellenden Nasentropfen?

Abschwellende Nasentropfen sollten nicht länger als 10 Tage gegeben werden. Bei längerer Applikation kommt es zur suchtartigen Gewöhnung (Privinismus). Die abschwellende Wirkung wird schließlich immer schlechter, das submuköse Gewebe bildet vermehrt Bindegewebe durch den Reiz aus. Zuletzt ist eine Wiederherstellung der Nasenatmung nur noch durch chirurgische Maßnahmen möglich. Auch Atrophien durch die den Nasentropfen beigemengten Substanzen, die die Schleimhaut schädigen, sind möglich.

Welche Möglichkeiten bestehen, eine Septumdeviation operativ zu beheben?

1. Die Septumplastik nach Cottle mit Mobilisation der deviierten Teile und Rekonstruktion des Septums durch Reimplantation von Septumfragmenten.
2. Die subperichondrale Septumresektion nach Killian mit Resektion eines wesentlichen zentralen Teiles des Septums.

ERKLÄRUNG: Die Septumplastik nach Cottle hat den Vorteil der besseren funktionellen Ergebnisse, insbesondere wenn sie mit weiteren rhinoplastischen Eingriffen kombiniert wird. Die Septumresektion nach Killian ist einfacher und nur bei umschriebener Deviation im Bereich des mittleren Nasenganges indiziert.

Welche operativen Eingriffe werden zur Sanierung einer chronischen Sinusitis maxillaris angewendet?

Die Infundibulotomie, die transnasale Kieferhöhlenfensterung nach Caloué und die radikale Kieferhöhlenoperation nach Caldwell-Luc.

ERKLÄRUNG: Die Infundibulotomie ist der funktionell günstigste Eingriff, da er die natürliche Entleerung der Kieferhöhle über das Ostium erleichtert. Bei der Fensterung wird in der Regel im unteren Nasengang, im Bereich des Kieferhöhlenbodens, eine breite Kommunikation zwischen den beiden Höhlen angelegt. Bei der Radikaloperation der Kieferhöhle wird zusätzlich die pathologische Schleimhaut aus der Höhle entfernt und ein Schleimhautschwenklappen aus der Nasenhöhle zur Reepithelisierung der Kieferhöhle implantiert.

Welche operativen Zugangswege gibt es zur Eröffnung der Siebbeinzellen?

1. Endonasal nach Abspreizen der mittleren Muschel.
2. Transmaxillär, meist im Zusammenhang mit einer Caldwell-Luc-Operation.
3. Von außen über einen bogenförmigen Hautschnitt um den medialen Augenwinkel.

ERKLÄRUNG: Das endonasale Vorgehen ist sicher das eleganteste, da es ohne Gesichtsnarbe die vorderen und hinteren Siebbeinzellen zugängig macht. Das Operationsrisiko (Erblindung, Eröffnung der Rhinobasis) ist bei diesem Zugangsweg am größten. Transmaxillär sind nur die hinteren Siebbeinzellen gut darstellbar. Beim Zugang von außen ist erwartungsgemäß die beste Übersicht möglich und die Rhinobasis gut überschaubar (insbesondere zur Deckung eventueller Liquorfisteln).

Welche Operationen bieten sich an, um eine chronische Sinusitis frontalis zu sanieren?

1. Die Becksche Bohrung zur Spülbehandlung.
2. Die Radikaloperation nach Ritter-Jansen mit Abtragung des Stirnhöhlenbodens, Schleimhautausräumung und Schleimhautschwenklappen aus der Nase in die breit eröffnete Stirnhöhle. Erweiterung der Operation nach Killian mit zusätzlicher Fensterung der Stirnhöhlenvorderwand.

3. Radikaloperation nach Riedel zur Verödung der Stirnhöhle. Stirnhöhlenboden und -vorderwand werden entfernt, die Höhle dadurch komplett verödet.
4. Osteoplastische Sanierung durch breite Eröffnung der Stirnhöhle von drei Seiten her, Ausräumung der erkrankten Schleimhaut und Wiedereinsetzen des abgehobenen Knochendeckels.

ERKLÄRUNG: Die Methode nach Jansen ist nur bei kleinen Stirnhöhlen sinnvoll, die osteoplastische nur bei großen möglich. Eine Radikaloperation nach Riedel ist mit ausgeprägten kosmetischen Defekten verbunden und kann nur nach längerer entzündungsfreier Beobachtungszeit rekonstruktiv kosmetisch korrigiert werden.

Welche operativen Zugangswege bestehen zur Keilbeinhöhle?

1. Der transseptale Weg, wobei nach Mobilisierung des Septums die Vorderwand der Keilbeinhöhle eröffnet wird.
2. Der transethmoidale Weg, wobei nach kompletter Siebbeinausräumung die dem hinteren Siebbein anliegende Keilbeinhöhle eröffnet werden kann.

ERKLÄRUNG: Beide Wege der Eröffnung der Keilbeinhöhle kommen nicht nur zur Entfernung von Krankheitsprozessen in der Keilbeinhöhle in Frage. Sie sind auch der klassische Zugangsweg zur transnasalen Chirurgie der Hypophyse. Bei Operationen in der Keilbeinhöhle besteht das Risiko einer Verletzung des N. opticus und der A. carotis interna.

Allergie

Was sind die Grundmechanismen der allergischen Rhinitis?

Die allergische Rhinitis ist eine Typ-I-Reaktion: Nach einer Sensibilisierung mit einem Inhalationsallergen kommt es bei neuerlichem Kontakt zum Ablauf der Antigen-Antikörper-Reaktion an der Mastzelle im Gewebe. Die freiwerdenden Mediatorsubstanzen lösen die typische Symptomatik aus.

ERKLÄRUNG: Diese Soforttypallergie wird durch Allergene, wie Pollen, Tierhaare, Milben oder Pilzsporen, ausgelöst. Nahrungsmittelbedingte Reaktionen sind selten. Die Sensibilisierungsphase ist klinisch stumm. Beim sensibilisierten Patienten bewirkt das neuerliche Eindringen der gleichen Antigene die „Bridging-Reaktion". Die Mastzelle wird damit getriggert, Mediatoren (Histamin, Leukotriene, Prostaglandine und chemotaktische Faktoren) freizusetzen. Histamin führt zur Hypersekretion der schleimbildenden Drüsen, zur erhöhten Kapillarpermeabilität und zum Bronchospasmus.

Welches sind die wichtigsten Pollenallergene?

Gräserpollen, Birkenpollen und Beifußpollen; als akzessorische Allergene können im Einzelfall noch Pilzsporen eine Rolle spielen.

ERKLÄRUNG: Mit Abstand ist die Gräserpollinose die häufigste Form. Unter allen Baumpollen ist der Birkenpollen der aggressivste und zeigt darüber hinaus mit vielen anderen eine Kreuzreaktion (z. B. Hasel, Erle) oder Allergengemeinschaft (z. B. Eiche, Buche). Unter den Kräuterpollen ist der Beifußpollen der wichtigste und das europäische Äquivalent zum amerikanischen „Ragweed" (Traubenkraut), dem wichtigsten Pollenallergen in den USA. Saisonaler Höhepunkt für Gräserpollinotiker ist Ende Mai bis Ende Juli, für Birkenpollinotiker Anfang April bis Mitte Mai (starke Schwankungen von Jahr zu Jahr) und für Beifußpollinotiker Mitte August. Ragweed ist in Osteuropa (inklusive Ostösterreich) Mitte August bis Mitte September aktuell.

Welche Untersuchungen sind Teil der Allergiediagnostik bei Verdacht auf Rhinitis allergica?

Anamnese, Hauttest, spezifischer IgE-Nachweis (RAST), nasaler Provokationstest.

ERKLÄRUNG: Die Anamnese ist das zentrale Kriterium, da sie klinisch manifeste von latenten Sensibilierungen zu differenzieren ermöglicht. Der Hauttest wird als Pricktest mit standardisierten

Allergenlösungen durchgeführt. Allergenspezifisches IgE kann bei entsprechend hoher Sensibilität nicht nur an der Mastzellenoberfläche, sondern auch im Serum nachgewiesen werden. Der nasale Provokationstest erfolgt stets unter rhinomanometrischer Kontrolle. Wobei zunächst der Ausgangswert bestimmt wird, die Reaktion auf NaCl und schließlich auf die spezifische Allergenlösung. Eine Funktionsreduktion von 40% wird als deutliche positive Reaktion gewertet.

Welche therapeutischen Möglichkeiten bestehen zur Behandlung einer allergischen Rhinitis?

Allergenkarenz, Hyposensibilisierung, Mastzellenstabilisierung, Antihistaminika, Kortison, Ephedrin.

ERKLÄRUNG: Allergenkarenz soll in erster Linie angestrebt werden (leicht bei Tierhaaren und Berufsallergenen, schwierig bei ubiquitären Allergenen). Die Hyposensibilisierung ist bei progredientem Verlauf und bei Kindern und Jugendlichen indiziert (soweit keine Kontraindikation besteht) und erhöht die Reizschwelle des Patienten. Die Mastzellenmembran kann durch DNCG (Dinatriumchromoglykat) stabilisiert werden, so daß diese selbst nach Ablauf einer Reaktion an der Oberfläche keine Mediatoren freisetzt. Antihistaminika blockieren die H-1-Rezeptoren an den Endorganen und verhindern kompetitiv die Histaminreaktion. Kortison wird bei der allergischen Rhinitis nahezu ausschließlich lokal (z. B. Nasenspray) angewendet. Orale und parenterale Kortisontherapie ist bei dieser Allergieform nur selten indiziert. Ephedrinderivate dürfen nur kurzfristig eingesetzt werden, da sie sonst zum Krankheitsbild des „Privinismus" führen.

Erkrankungen der Mundhöhle

Was ist die häufigste Mißbildung der Mundhöhle?

Spaltenbildung im Bereich der Uvula des Gaumens und eventuell der Lippe.

ERKLÄRUNG: Die Spalte kann verschieden stark ausgebildet sein:
1. Uvula bifida.
2. Submuköse Gaumenspalte (Feststellen durch Palpation).
3. Spaltbildung im weichen Gaumen.
4. Spaltbildung im harten Gaumen.
5. Gaumenspalte kombiniert mit Kiefer- und Oberlippenspalte.

Welche Symptome zeigt die Gaumenspalte?

Offenes Näseln (= Rhinolalia aperta), da kein Abschluß des Nasenrachens möglich ist,
Schwierigkeiten beim Saugen,
Austritt der Nahrung aus der Nase,
Mittelohrschwerhörigkeit (durch chronischen Tubenmittelohrkatarrh).

Welche Therapie ist bei der Gaumenspalte angezeigt?

Operativer Verschluß und postoperativ Sprachtherapie durch Diplomlogopäden. Eventuell zusätzlich Sanierung der Mittelohren und kieferorthopädische Behandlung.

ERKLÄRUNG: Art und Zeitpunkt der Operation richten sich nach dem Ausmaß der Mißbildung.

Welche sind die häufigsten Verletzungen der Mundhöhle?

a) Die Pfählungsverletzung; meist bei Kindern, die mit Gegenständen im Mund stürzen (z. B. Bleistift).
b) Verbrühungen und Verätzungen (siehe Kapitel „Rachen", S. 97).

Wie ist die Therapie bei Pfählungsverletzungen?

1. Tetanusimpfung.
2. Reinigung (falls nötig).
3. Wenn ein den weichen Gaumen perforierender Defekt oder eine starke Blutung vorliegt, ist eine Vernähung nötig.

Welche Entzündungen der Mundhöhle gibt es?

a) *Stomatitis simplex* (Ulzerosa): Durch chemisch, thermische, bakterielle oder mechanische (Zahnschäden) Einwirkung entstehen Bläschen oder Ulzerationen an der Mundschleimhaut und Gingiva.
b) *Stomatitis aphthosa*: Durch Herpes-simplex-Virus ausgelöste Entzündung mit vorerst kleinen Bläschen, die dann zu Erosionen aufplatzen (Dauer 1—2 Wochen, meist bei Kindern).
c) *Candidamykose* (Soor): Weißliche Auflagerungen der gesamten Schleimhaut besonders bei allgemeiner Resistenzschwäche.
d) *Glossitis*: Durch Allgemeinerkrankungen (Vitaminmangel, Anämie, Diabetes mellitus usw.) oder Zahnkanten oder Zahnstein bedingte, brennende Rötung besonders an Zungenspitze und -rand.
e) *Mundbodenabszeß*: Durch Verletzung und nachfolgende Infektion (durch Fremdkörper: Gräten, Knochesplitter usw.) oder Entzündung des Zahnsystems oder der Speicheldrüsen (Glandula sublingualis oder submandibularis) oder von der Zungengrund-Tonsille ausgehende weitergeleitete Mundbodenabszesse oder Phlegmonen (Angina Ludovici).

Wie behandelt man Entzündungen der Mundhöhle?

a) *Stomatitis simplex*: Mundpflege, Diät (keine scharfen, rauhen oder rohen Speisen). Lokalbehandlung mit Analgetika und Desinfektionslösungen sowie lokale Verätzung der Schleimhaut, wenn Entzündung nicht ausgedehnt ist.
b) *Stomatitis aphthosa*: siehe a).
c) *Soor-Stomatitis*: Sehr verbreitete Stomatitis, besonders bei Resistenzschwäche. Therapie: Resistenzsteigerung, lokale Pflege sowie Mykostatika.
d) *Glossitis*: Behandlung der Grundkrankheit. Lokalanästhetika.
e) *Mundbodenabszeß*: Hochdosiert Antibiotika, Analgetika. Nach genauer Diagnostik Therapie der Causa.

Wie ist die Ätiologie und Symptomatologie des Zungenkarzinoms?

a) Verursacher sind meist exogene Faktoren (Alkohol, Nikotin). Entartung von Leukoplakien möglich.
b) Foetor ex ore, Eßschwierigkeiten, Schmerzen (nicht anfangs!), meist im mittleren Zungendrittel, sehr oft exulzerierend.

Wie ist die Therapie des Zungenkarzinoms?

Antwort: Operative Exzision, möglichst im Gesunden, wenn es geht unter Erhaltung der Zungenspitze (für Sprache wichtig), mit Neck-Dissektion und Nachbestrahlung.

ERKLÄRUNG: Die Prognose ist sehr schlecht (15% 5-Jahres-Heilung).

Welches sind die wichtigsten Tonsillenmalignome und wie ist deren Therapie?

a) 1. Malignes Lymphom.
   2. Plattenepithelkarzinom.
b) Nach Diagnose Sicherung durch Probeexzision.
   1. Kombinierte strahlentherapeutische und chemotherapeutische Therapie.
   2. Erweiterte Tonsillektomie mit Neck-Dissektion und Nachbestrahlung.

ERKLÄRUNG: Symptomatologie ähnlich wie bei Zungenkarzinom, jedoch einseitig. Prognose bei Plattenepithelkarzinomen sehr ungünstig.

Welche Ursachen und Symptome hat die akute Tonsillitis?

a) Beta-hämolysierende Streptokokken, Pneumokokken oder Staphylokokken.
b) Schluckbeschwerden, allgemeines Krankheitsgefühl, Fieber.

Wie ist die Therapie der akuten Tonsillitis?

a) Bettruhe.
b) Penicillin.
c) Analgetika (vor allem lokal).

Was versteht man unter Peritonsillar-Abszeß?

a) Das ist eine Komplikation der Tonsillitis, wobei einseitig die Entzündung in das peritonsilläre Bindegewebe fortgeleitet wird und zu einer Abszedierung führt.
b) Einige Tage nach einer akuten Tonsillitis entstehen einseitig starke Schluckbeschwerden ausstrahlend ins Ohr, kloßige Sprache, hohes Fieber, Kieferklemme.

Welche Therapie ist bei Peritonsillar-Abszeß angezeigt?

a) Hochdosiert Antibiotika (Penicillin).
b) Analgetika.
c) Chirurgische Therapie: Stichinzision des Abszesses (eventuell Abszeßtonsillektomie).
d) Flüssigkeitszufuhr (durch Schluckstörung und Fieber Exsikkosegefahr!).
e) Tonsillektomie spätestens nach Abklingen der Beschwerden (nach 6 Wochen).

Was versteht man unter chronischer Tonsillitis?

Rezidivierende Anginen oder auch stumm verlaufende Entzündungen, die jedoch zur Allgemeinsymptomatik (Müdigkeit, Kopfschmerz usw.) oder zu Herdinfektionen (im Sinne des rheumatischen Formenkreises) führen können. Die Therapie ist die Tonsillektomie.

Wann ist die Tonsillektomie indiziert?

a) Bei Tumorverdacht.
b) Nach abgelaufenem Peritonsillar-Abszeß (eventuell im akuten Stadium).
c) Rezidivierende Anginen (zweimal jährlich).
d) Verdacht auf Streuherdwirkung.

Wie wird die Tonsillektomie ausgeführt?

a) Beim Erwachsenen meist in örtlicher Betäubung, beim Kind oder nach Abszeß in Vollnarkose.
b) Nach Einschneiden des vorderen Gaumenbogens wird die Tonsille aus ihrer Kapsel halbstumpf herauspräpariert und am unteren Tonsillenpol mit einer Schlinge abgeschnürt. Blutende Gefäße werden mit Kaustik oder Umstechungen versorgt (nicht immer nötig).

ERKLÄRUNG: Da die Nachblutungsgefahr besonders am 1. Tag relativ groß ist, sollte mindestens ein Tag stationärer Aufenthalt empfohlen werden.

Rachen

Anatomie

Welche Etagen des Rachens gibt es?

a) Nasenrachen (= Nasopharynx = Epipharynx).
b) Mundrachen (= Oropharynx = Mesopharynx).
c) Schlund (= Laryngopharynx = Hypopharynx).

Wie beschreiben Sie den Pharynx bezüglich seiner Funktion?

Er ist ein von Schleimhaut (Nasenrachen: Flimmerepithel, Mundrachen und Schlund: nicht verhornendes mehrschichtiges Plattenepithel) ausgekleideter Muskelschlauch, mit dessen zirkulärer und längsgerichteter Muskelschicht der Transport der Nahrung ermöglicht wird. In jeder Etage gibt es eine Öffnung nach ventral (Nase, Mund, Kehlkopf).

Welche Strukturen findet man im Nasenrachen?

Vorne die Choanen, oben die Schädelbasis (Boden der Keilbeinhöhle), hinten oben die Rachenmandel, seitlich den Tubenwulst mit dem Ostium, daneben dorsal die Rosenmüllersche Grube und die Tubentonsille, vorne unten den weichen Gaumen.

Welche Strukturen findet man im Mundbereich?

Hinten die prävertebrale Faszie (2. und 3. Halswirbel), seitlich die Gaumenmandel mit vorderem und hinterem Gaumenboden und die Fossa supratonsillaris. Außerdem Zungengrund, Vallekula, Vorderfläche des weichen Gaumens, linguale Epiglottisfläche.

Welche Strukturen findet man im Schlund?

Sinus piriformis, der medial von der aryepiglottischen Falte und lateral von der Schildknorpelinnenseite begrenzt ist. Außerdem Postkrikoidregion und Pharynxhinterwand.

Physiologie (Schluckakt)

Wie läuft der Schluckakt ab?

Der Speisebrei wird durch Anlegen der Zunge an den harten Gaumen nach hinten bewegt. Sobald der Zungengrund erreicht ist, wird der Schluckreflex ausgelöst. Dadurch verschließen sich alle nicht zum Speiseweg gehörenden Öffnungen und Wege:
a) Der Nasenrachen durch Velum palatinum.
b) Der Kehlkopf durch Muskelzug nach oben und vorne — Epiglottis über Aditus laryngis.
c) Glottisschluß.

Welchen Weg nimmt die Nahrung vom Zungengrund bis in den Magen?

Sie gleitet am Kehlkopf vorbei in die Sinus piriformes — es öffnet sich der Ösophagusmund, dann erfolgt ein Weitertransport durch den Musculus constrictor pharyngis in den Ösophagus, wo die autonome Peristaltik (Längs- und Quermuskulatur) nach Passieren des Sphinkters im Kardiabereich den Speisebrei in den Magen entleert.

Kann ohne Epiglottis der Schluckakt ungestört ablaufen?

Ja, wenn die Sensibilität im Hypopharynx und Larynxeingang sowie der Musculus constrictor pharyngis erhalten bleibt (z. B. nach Resektion eines auf den Kehldeckel begrenzten Karzinoms).

Untersuchungsmethoden

Welche Untersuchungsmethoden stehen für den Rachen zur Verfügung?

a) Inspektion.
b) Palpation.
c) Indirekte Endoskopie.
d) Direkte Endoskopie.
e) Röntgen (Tomographie, CT, MR).
f) Abstriche für Erregernachweis.
g) Probeexzision.

Warum ist die Inspektion des gesamten Rachens nur beschränkt möglich?

Der Epipharynx ist einer direkten Inspektion nicht zugänglich. Lediglich der Mesopharynx ist mit einer guten direkten Beleuchtung einsehbar. Neben der Beschaffenheit der Schleimhaut ist dort in erster Linie der Zustand der Seitenstränge zu beurteilen. Beim Hypopharynx gelingt eine vollständige Inspektion erst nach Entfaltung.

Was soll bei der Palpation des Rachens beachtet werden?

Sie ist erst nach eingehender Aufklärung des Patienten und mit ruhiger Hand auszuführen, damit Abwehr und Würgereiz vermieden werden. Mitunter ist diese Untersuchung nur in Narkose durchführbar, und insbesondere zur Abgrenzung von pathologischen Resistenzen besonders wichtig.

Welche Hilfsmittel werden benötigt für die indirekte Endoskopie des a) Nasenrachens, b) Mundrachens, c) Kehlrachens?

Neben einer Lichtquelle und einem Stirnreflektor für
a) ein kleiner Spiegel (Nr. 1—4),
b) ein oder zwei Mundspatel,
c) ein großer Spiegel (Nr. 5—9).

Wie kann der Würgereiz und die damit verbundene Abwehrhaltung verhindert werden?

Durch die Verwendung von Lokalanästhetika, die durch eine Pinselung oder mittels Spray auf die Schleimhaut gebracht werden.

Wann wird die direkte Endoskopie sinnvoll sein?

Wenn die Inspektion, Palpation und indirekte Endoskopie und eventuell bildgebende Verfahren die vollständige Abklärung pathologischer Befunde nicht ermöglichen. Sie wird meist in Narkose ausgeführt und sollte nicht nur die Schleimhaut des Rachens, sondern die des gesamten oberen aerodigestiven Traktes umfassen.

Welche Instrumente stehen zur Verfügung?

Starre und flexible Glasfiberendoskope mit der Möglichkeit verschiedener Winkeleinstellung, Lupenendoskop, Hypopharyngoskop, Ösophagoskopierohre und Stützlaryngoskop.

Wie können klinische Verdachtsdiagnosen am besten bestätigt werden; welche Verfahren werden dafür eingesetzt?

Für den Nachweis von Tumoren im Nasenrachen oder einer Choanalatresie das Röntgen mit seitlicher Schädelprojektion (eventuell Kontrastmittelfüllung der Nasenhaupthöhlen). Knochendestruktionen lassen sich am besten mit der Tomo- bzw. Computertomographie, Weichteile mit der NMR erfassen. Gefäßreiche Tumoren, insbesondere das Nasenrachenfibrom können gut mit angiographischen Methoden dargestellt werden. Für Divertikel und Stenosen die Schluckpassage mit Barium- oder Gastrografinbrei.

Wann wird man einen Rachenabstrich vornehmen?

Bei Verdacht auf Infekt durch β-hämolysierende Streptokokken und klinischem Hinweis auf eine rheumatische Erkrankung.

Ist ein Ulkus der Schleimhaut sofort zu biopsieren?

Nein, nur wenn dieses mittels konservativer Behandlung innerhalb von längstens vierzehn Tagen nicht zur Abheilung gebracht werden kann. Die Biopsie sollte dann nicht nur vom Ulkusgrund, sondern auch vom Rand entnommen werden.

Worauf ist bei der Biopsie von exophytisch und teilweise ulzerierend wachsenden Tumoren zu achten?

Auf die Blutungsgefahr und ein Ödem der umgebenden Schleimhaut, welches zur dramatischen Einengung der Luftwege führen kann.

Erkrankungen und Therapie

Adenoide Vegetationen

Wann führt die Rachenmandel zu klinisch relevanten, funktionellen Störungen?

Wenn eine Hyperplasie des lymphoepithelialen Organes vorliegt, wobei allein die Größenzunahme zu einer Behinderung des Atemweges führt bzw. die Tubendurchlüftung verhindert.

Welche Symptome der Rachenmandelhyperplasie gibt es?

Mundatmung infolge Behinderung der Nasenatmung, Störung der Nahrungaufnahme, lautes Atmen bis Schnarchen, Facies adenoides, Rhinophonia clausa, adenoider Habitus, chronische bzw. rezidivierende akute Entzündungen der Nase, der Ohrtrompete, des Mittelohres (Seromukotympanum).

Welche Differentialdiagnosen kommen in Betracht?

Fremdkörper in der Nase, Choanalatresie, Nasenrachenfibrom.

Welche Therapie ist notwendig?

Die operative. Es wird in Intubationsnarkose am hängenden Kopf mit dem Beckmannschen Ringmesser die Adenotomie vorgenommen, d. h. die Tonsilla pharyngea an ihrer breiten Basis abgetrennt. Gleichzeitig soll auch das lymphatische Gewebe im Bereich der Tubenwulste mitentfernt werden.

Choanalatresie

Wann spricht man von einer Choanalatresie?

Wenn die hintere Nasenöffnung durch eine bindegewebig-membranöse oder knöcherne Platte verschlossen ist.

Welche Symptome sind zu erwarten?

Chronisch eitrige Rhinitis, komplett behinderte Nasenatmung, Schneuzen nicht möglich, Anosmie.

Wann wird eine Choanalatresie lebensbedrohlich?

Wenn beide Seiten betroffen sind und es sich um ein Neugeborenes handelt. Der Säugling ist besonders bei der Nahrungsaufnahme auf die Nasenatmung angewiesen. Als Folge des kompletten Verschlusses der Nase tritt Erstickungsgefahr, Zyanose, Aspiration und folgende Aspirationspneumonie auf.

Welche Möglichkeiten der Behandlung gibt es?

Als Sofortmaßnahme die Intubation und parenterale Ernährung sowie Durchstoßung der Atresie mindestens einer Seite; Offenhalten mit Kunststoffröhrchen, bis Mundatmung erlernt wurde und diese ausreicht. Nach dem ersten Lebensjahr erfolgt dann die endgültige plastische Korrektur. Einseitige Atresien und Stenosen erfordern nur bei deutlicher Symptomatik eine sofortige Therapie.

Angina lateralis

Wann spricht man von einer Angina lateralis?

Wenn eine akute Entzündung des lymphoepithelialen Gewebes im Bereich der Seitenstränge vorliegt. „Angina" bedeutet Enge und bezieht sich auf die Rachenenge (Isthmus faucium).

Welche Personen sind davon besonders betroffen?

Bei denen bereits die Tonsillektomie vorgenommen worden ist. Wahrscheinlich als Ersatzentzündung.

Welchen klinischen Befund kann man erheben?

Im Seitenstrangbereich (Plica tubopharyngica) Schwellung, Rötung und manchmal gelbe Stippchen.

Welche Therapie ist erforderlich?

Da die Seitenstrangangina durchaus ein Fokus für rheumatische Folgeerkrankung sein kann, ist der Einsatz von Antibiotika (z. B. Penicillin) unter Umständen notwendig. Bei rezidivierender Entzündung Pinselung mit lokal aufgetragenen Ätzmitteln (5%iges Silbernitrat oder Trichloressigsäure).

Akute Pharyngitis

Welche Beschwerden wird ein Patient mit einer akuten Pharyngitis (Rachenkatarrh) angeben?

Schmerzen beim Schlucken mit Ausstrahlung zum Ohr; Kratzen und Brennen im Hals; Trockenheitsgefühl; Räusperzwang mit Hustenreiz; Gefühl krank zu sein; Fieber; oft ist der gesamte Rachen betroffen; der Verlauf kann sich wellenförmig über mehrere Wochen erstrecken.

Wie kann eine akute Pharyngitis entstehen?

Fast stets zuerst als Viruserkrankung (Erkältungserkrankung), der eine bakterielle Superinfektion nachfolgen kann. Primäre bakterielle Erreger (Streptokokken, Hämophilus influencae) sind selten. Als Vorzeichen von Infektionskrankheiten: Masern, Röteln, Scharlach. Bei Verbrühungen und Verätzungen.

Welche Befunde können erhoben werden?

Die Schleimhaut ist gerötet, verdickt und vorerst trocken. Nach einigen Tagen folgt das katarrhalische Stadium mit farblosem Schleim, der dann gelblich und zäh wird. Das Hervortreten der Sekundärfollikel bewirkt die typische Granulierung der Schleimhaut. Die regionären Lymphknoten können mitbeteiligt sein.

Welche Behandlung wird angewendet?

Vorerst symptomatisch: Heiße Getränke (Tee, Milch mit Honig ...), Rachenspülungen, Inhalationen mit Salbeitee (wirkt befeuchtend), zusätzliche Noxen ausschalten (Rauchen, Alkoholika, Kälte ...), eventuell desinfizierende und anästhesierende Lutschtabletten. Antibiotika nur bei schwerem bakteriellen Infekt und dann nur systemisch geben. Bei Fieber ist Bettruhe zu empfehlen.

Chronische Pharyngitis

Welche Verlaufsformen der chronischen Pharyngitis gibt es?

a) Simplex.
b) Hyperplastica (granulosa).
c) Sicca (atrophicans).

Welche Symptome zeigt die Pharyngitis chronica simplex?

Räusperzwang, Trockenheitsgefühl oder Gefühl der vermehrten Schleimsekretion; Hustenreiz; zähes Sekret; Schluckbeschwerden; Globusgefühl: unterschiedliche Stärke und Dauer; kein Fieber; Allgemeinbefinden unbeeinträchtigt.

Welche Symptome zeigt die Pharyngitis chronica hyperplastica?

Verdickte, granulierende blaß rote bis grau rötliche Schleimhaut; vermehrt zäher farbloser Schleim; lästiges Kratzen im Rachen mit Räusper- und Hustenzwang, manchmal verbunden mit Würgegefühl und Erbrechen.

Welche Symptome zeigt die Pharyngitis chronica sicca?

Trockene firnisartig glänzende Schleimhaut, meist mit trockenen zähen Borken belegt: blaßrosa bis gerötet, verdickt oder zart durchscheinend; ständiger lästiger Zwang zum Räuspern und Aushustung von Borken; Besserung bei Temperatur- und Klimawechsel; häufig ältere Menschen betroffen.

Welche Ursachen für eine chronische Pharyngitis gibt es?

Sie sind sehr heterogen: konstitutionelle Schleimhautschwäche, Staub, Chemikalien, Hitze, trockene und rauchige Luft, Mißbrauch von Alkoholika und Tabak, Mundatmung, hormonell, A-Avitaminose, Schleimhautallergie, Sprechberufe ...

An welche Differentialdiagnosen ist zu denken?

Malignome, Morbus Sjögren, Morbus Plummer-Vinson, Antikörpermangel, Bursitis pharyngealis, Styalgie, Choanalpolyp, vergrößerte hintere Enden der Nasenmuscheln, Psychoneurose. Auffallend ist oft die Diskrepanz zwischen der Geringheit der lokalen Veränderung und der ausgeprägten subjektiven Beschwerden.

Wie sollte die Behandlung erfolgen?

Vorerst Suche und Beseitigung der Ursachen, dann symptomatisch.

Wie erklärt man sich die Bursitis pharyngealis (Tornwaldtsche Krankheit)?

Als Rest der Mittelfurche der Rachenmandel mit Bildung einer Tasche. Es besteht ein übelriechender Auswurf gelbbraunen Sekretes. Ein Malignom muß ausgeschlossen werden. Die Behandlung besteht in der operativen Verödung.

Größere Verletzungen der Schleimhaut des Rachens

Wodurch kann eine größere Verletzung im Rachen verursacht werden?

Durch Stich, Schnitt, Schuß und Verkehrsunfall entstehen penetrierende Weichteilverletzungen, die nach Säuberung schichtweise verschlossen werden müssen. Antibiotikagabe ist notwendig. Es besteht die Gefahr eines Emphysems.

Was ist eine Pfählungsverletzung?

Sie entsteht durch Einspießen von spitzen Gegenständen beim Niederfallen (Spielzeug, Bleistifte etc.). Da die Schleimhaut eine sehr gute Heilungstendenz hat, ist eine Naht meist nicht notwendig. (Siehe auch Kapitel „Notfallmedizin", S.197.)

Warum ist ein Insektenstich im Rachen so gefährlich?

Durch die rasch auftretende ödematöse Schwellung tritt Atemnot mit Erstickungsgefahr ein. Wenn eine rasch hochdosierte Kortison- und Kalziumtherapie nicht möglich ist oder keinen entscheidenden Erfolg bringt, ist als Notoperation eine Koniotomie und nachfolgend eine Tracheotomie notwendig (siehe auch Kapitel „Notfallmedizin", S.196).

Verbrühungen und Verätzungen

Warum ist eine Verbrühung bzw. Verätzung meist ein dramatisches Ereignis?

Die durch Verwechslung oder in suizidaler Absicht eingenommenen Substanzen führen zu heftigen Schmerzen im Mund und Rachen mit Behinderung der Nahrungsaufnahme. Die Schocksymptomatik macht bei Beteiligung der Speiseröhre und eventuell des Magens eine Behandlung an einer Intensivabteilung notwendig.

Welcher Befund kann erhoben werden?

Es tritt vermehrt Speichelfluß auf, die Schleimhaut ist anfangs hochrot und hat Blasen, später bilden sich in den betroffenen Arealen weiße Beläge mit roten Rändern und Ödem. Als Spätfolge kann eine narbige Stenose der Speiseröhre resultieren.

Welche Behandlung soll erfolgen?

Als erste Maßnahme, wenn das Agens bekannt ist, Neutralisieren bzw. Verdünnen (Wasser, Milch, Magnesia usta, Essiglösung, Zitronensäure). Schockbehandlung. Eisstücke lutschen lassen. Mundspülungen mit Salbei oder Kamillentee. Lokale und systemische Analgetika. Kühle flüssige Kost, eventuell Nährsonde und in sehr schweren Fällen parenterale Ernährung. Antibiotische Abschirmung und in Abhängigkeit des Lokalbefundes Kortikosteroide.

Warum muß in jedem Fall möglichst bald eine Endoskopie angestrebt werden?

Geringe Ätzspuren im Mund schließen keinesfalls massive im Ösophagus aus. Es muß unbedingt der gesamte Mund-Rachen-Bereich, Ösophagus und — falls Verdacht auf Abrinnen in den Magen — auch dieser endoskopisch auf Veränderungen abgesucht werden, um das gesamte Ausmaß zu erfassen, und danach die Therapie zu richten. Kortikosteroide sollen die Bildung von narbigen Stenosen verhindern und werden über ca. 4 Wochen gegeben. Wöchentlich soll eine Kontrollendoskopie durchgeführt werden (siehe auch Kapitel „Notfallmedizin", S. 204).

Stylalgie

Was versteht man unter Stylalgie?

Das Syndrom des verlängerten Processus styloideus mit neuralgischen und eventuell dysphagischen Beschwerden, die meist nur eine Seite betreffen und in der Gegend der Tonsille bzw. des Kieferwinkels lokalisiert werden. Der verlängerte Griffelfortsatz führt zur mechanischen Irritation der benachbarten Nerven und Gefäße.

Wie wird die Diagnose gesichert?

Durch Palpation der Tonsillennische und das Röntgen. Neuralgien von Vagus und Glossopharyngeus und Spondylopathien der Halswirbelsäule sind vor einer operativen Entfernung auszuschließen.

Glossopharyngeusneuralgie

Welche Beschwerden hat ein Patient mit einer Glossopharyngeusneuralgie?

Blitzartige reißende Schmerzen einer Zungen- und/oder Halsseite, die ins Ohr ausstrahlen es kommt zur Sekretion eines zähen Speichels. Auslösung erfolgt durch Kauen, Schlucken, Gähnen.

Wie kann die Diagnose gesichert werden?

Durch Unterbrechung der Schmerzattacke mit Einspritzen eines Lokalanästhetikums in die Triggerzone.

Welche Therapiemöglichkeiten stehen zur Verfügung?

Konservativ z. B. mit Tegretol, operative Durchtrennung des Nervs in der hinteren Schädelgrube.

Vagusneuralgie

Welche zwei Arten der Neuralgie des Nervus vagus gibt es?

a) Die des Nervus laryngeus superior: mit anfallsartigen heftigen Schmerzen, die seitlich in den Hals vom Ohr bis zur Schilddrüse ausstrahlen und den Druckpunkt am langen Zungenbeinhorn und/oder beim Eintritt des Nervs in die Membrana thyreohyoidea hat.
b) Die des Nervus auricularis: sehr starke, anfallsartige Schmerzen retroaurikulär bis in Schulterbereich und subokzipital mit Druckpunkt um Warzenfortsatz.

Welche Behandlungsmöglichkeit gibt es?

Konservativ mit Wärme, Rotlicht etc. Alkoholinjektionen oder operative Durchtrennung.

Globusgefühl

Welche Symptome hat ein Patient mit Globusgefühl (Globus nervosus, funktionelle Dysphagie)?

Andauerndes oder fallweises Gefühl, als ob ein Knödel im Hals stecken würde, der durch Schlucken nicht weiterbewegt werden kann, manchmal außerdem

Schmerzen im Schlund mit Ausstrahlung zum Ohr. Der Schluckakt selbst läuft ungestört ab. Es findet sich kein pathologischer Befund bei der Untersuchung (Röntgen, Endoskopie).

Welche Ursache wird angenommen?

Psychosomatische Erkrankung in Kombination mit Streß, wobei es wahrscheinlich zu einer erhöhten Krampfbereitschaft der Muskulatur im Bereich des Ösophagusmundes kommt. Ein Malignom und andere Ursachen für eine Dysphagie müssen ausgeschlossen werden.

Welche Behandlung wird angewendet?

Beseitigung der oft bestehenden Kanzerophobie durch eingehendes Gespräch. Einleitung einer Psychotherapie an einer psychosomatischen Abteilung. Psychopharmaka. Organische Ursachen sicher ausschließen.

Motorische Schlundlähmung

Welche Symptome sind bei einer motorischen Schlundlähmung zu finden?

Es fehlt der Rachenreflex. Infolgedessen: Verschlucken, offenes Näseln, Austritt von Flüssigkeit aus der Nase beim Trinken, Saugen und Backenaufblasen nicht möglich. Das Gaumensegel weicht zur gesunden Seite ab. Kulissenphänomen.

Welche Ursachen kommen dafür in Betracht?

Apoplektische Insulte, Tumoren der Schädelbasis und des Gehirns, Syringobulbie, Zoster. Bei der Bulbärparalyse Untergang der Nervenkerne in der Medulla oblongata mit Atrophie der Muskulatur mit fibrillären Zuckungen. Bei der Pseudobulbärparalyse Schädigung supranukleärer Strukturen ohne Atrophie der Muskulatur und ohne fibrilläre Zuckungen.

Worin besteht die Behandlung?

In der Sicherstellung der Ernährung: über Nährsonde, eventuell Gastrostoma, und Vermeidung der Aspiration (Pneumoniegefahr!).

Dysphagie

Was versteht man unter dem Begriff Dysphagie?
Störung des Schluckablaufes.

Wo kann die Ursache lokalisiert sein?
Oropharyngeal, laryngeal, ösophageal; im Halswirbelsäulenbereich neurologisch, internistisch, dermatologisch, vegetativ.

Welche ursächlichen Erkrankungen kommen in Betracht?
Entzündungen, Tumoren, Verletzungen, Mißbildungen, ...

Hypopharynxdivertikel

Wie wird fälschlicherweise das Hypopharynxdivertikel (= Pulsions- = Zenkersche = Grenzdivertikel) genannt?
Ösophagusdivertikel. Anatomisch gesehen ist es jedoch eine Ausbuchtung unmittelbar oberhalb des Ösophagusmundes, also dem Hypopharynx zugehörig.

Welche Beschwerden hat ein Patient mit einem Hypopharynxdivertikel?
Kleinere Divertikel führen lediglich zu geringem Globusgefühl während und nach dem Essen, manchmal besteht ein Halskratzen. Größere Divertikel können das Steckenbleiben und Regurgitieren von Speisen bewirken. Zudem schaumiger Speichel, Foetor ex ore, bei Druck auf den Hals gluckerndes Geräusch. Nachts, wenn sich der Divertikelinhalt entleert, kommt es zur Aspiration. Mit Fortdauern tritt Unterernährung der oft alten Patienten auf.

Wie entsteht ein Hypopharynxdivertikel?
Eine Muskellücke im Bereich des M. constrictor pharyngis inf. begünstigt Ausbuchtung und später herniensackartige Ausstülpung der Schleimhaut mit Submukosa zwischen Hinterwand des Schluckrohrs und der prävertebralen Faszie.

Welche Behandlungsmöglichkeiten stehen zur Verfügung?

a) Als Methode der Wahl: Abtragung des Divertikelsackes von außen.
b) Wenn eine Kontraindikation für eine Allgemeinnarkose besteht: endoskopische Schwellendurchtrennung.

Juveniles Nasen-Rachen-Fibrom

Welche Erkrankung bei männlichen Jugendlichen führt zu zunehmender Behinderung der Nasenatmung, spontanen Nasenrachenblutungen, Rhinophonia clausa, Tubenventilationstörungen?

Das juvenile Nasen-Rachen-Fibrom. Weitere Symptome: Rhinusinusitiden Cephalea, behinderte Nahrungsaufnahme.

Welcher Befund kann erhoben werden?

Die graurote, glatte Geschwulst ist sehr derb, an der Oberfläche gut vaskularisiert und sitzt am Rachendach. Sie wächst relativ rasch und breitet sich fingerförmig in die Nasenhaupthöhle, Kiefer — Keilbein — Siebbeinhöhle, Flügelgaumengrube, Wange, Orbita (Froschgesicht) aus.
CT und Angiographie zeigen die gesamte Ausdehnung.
Histologisch gutartiger Tumor, biologisch jedoch durch verdrängendes Wachstum malignes Verhalten.

Welche Differentialdiagnosen kommen in Betracht?

Hyperplastische Rachenmandeln, Choanalpolyp, Lymphom, Chordom, Teratom.
Vorsicht bei Probeexzisionen: das Nasen-Rachen-Fibrom blutet stark.

Welche Behandlungsmöglichkeiten stehen zur Verfügung?

Methode der Wahl ist die operative Entfernung nach vorheriger Embolisierung der tumorversorgenden Gefäße. Trotzdem hohe Rezidivrate von ca. 20%.
Die Rückbildungsneigung nach dem 20.—25. Lebensjahr trifft nicht immer zu.
Die Radiatio ist zur Beseitigung von Resttumoren geeignet. Durch die Bestrahlung kommt es zur Obliteration des stark entwickelten Gefäßnetzes, wodurch der Tumor seiner Ernährung beraubt wird und eine Involution eintritt. Die Entscheidung zur Radiatio hat trotz der guten Resultate wegen der Strahlenbelastung Jugendlicher sehr kritisch zu erfolgen!

Epipharynxmalignome

Welche histologischen Befunde können maligne Tumoren des Epipharynx haben?

Plattenepithelkarzinome und das anaplastische Karzinom (Schmincke) machen ca. dreiviertel aller Tumoren aus. Seltener sind Plasmozytome, maligne Lymphome; in Afrika das Epstein-Barr-Virus-induzierte Burkitt-Lymphom; in Südchina das EBV-abhängige Nasopharynxkarzinom.

Welche Symptomentrias führt den Patienten zum Arzt?

Nasenbluten, Halslymphknoten (Kieferwinkel, retropharyngeal, nuchal), Tubenventilationsstörung. Zudem: behinderte Nasenatmung, eitrig-blutige Rhinitis, Cephalea, oft halbseitig (Trigeminus), Gaumensegellähmung (IX), Exophthalmus, Augenmuskellähmung (III, IV, V), Beteiligung des X, XI, XII.

Wodurch wird der histologische Nachweis oft erschwert?

Bei oft schon bestehenden nuchalen Lymphknoten findet sich die Schleimhautoberfläche im Nasopharynx unauffällig: der Tumor wächst oft submukös. Mehrere tiefgreifende Biopsien unter endoskopischer Sicht (Rosenmüllersche Grube) sind notwendig. Epstein-Barr-Virus-Antigen-Nachweis hilft die Diagnose zu festigen.

Gibt es eine Therapie der Wahl?

Ja. Die Strahlenbehandlung bei mesenchymalen und anaplastischen Karzinomen mit sehr hoher Strahlensensibilität. Bei sehr kleinen Tumoren kann einer Operation eine Radiatio vorangehen. Wenn der Primärtumor vernichtet wurde und Restlymphome am Hals bestehen, wird eine Neck-Dissektion gemacht. Trotz aller Bemühungen ist die Prognose mit ca. 15% 5-Jahres-Überlebensrate aller Stadien äußerst schlecht. Niedrige Stadien kommen sehr selten zu Behandlung.

Hypopharynxkarzinom

Welche Regionen unterscheidet die TNM-Klassifikation beim Hypopharynx und weshalb?

Sinus piriformis, die Rachenhinterwand, und die Postkrikoidregion. Die Unterteilung wird in erster Linie wegen der unterschiedlichen Prognose gemacht. Selbstverständlich ist auch der Befall der Lymphknoten und eventuelle Fernabsiedelungen entscheidend für den Krankheitsverlauf.

Was beschreibt die T-Klassifikation?

Die Ausdehnung des Primärtumors. Beim Hypopharynxkarzinom:
T 1: Nur eine Region befallen.
T 2: Zwei Regionen befallen.
T 3: Befall mehrerer Regionen mit Fixation an Umgebung.
T 4: Überschreiten des Hypopharynx mit massivem Einbruch in die Umgebung.
T is: Carcinoma in situ.

Was beschreibt die N-Klassifikation?

Die Tastbarkeit von Lymphknoten im Halsbereich bei einem Primum im HNO-Bereich:
N 0: Keine tastbar.
N 1: Homolateral beweglich.
N 2: Kontralateral oder bilateral beweglich.
N 3: Fixierte.

Was beschreibt die M-Klassifikation?

Das Vorhandensein von Fernmetastasen:
M 0: Keine.
M 1: Vorhanden.
Am häufigsten sind Lungenmetastasen zu finden.

Wie lautet allgemein die Stadieneinteilung der Tumoren?

Stadium I: T 1 N0 M0.
Stadium II: T 2 N0 M0.
Stadium III: T 3, 4 N0 M0 — jedes T N 1, 2 M0.
Stadium IV: jedes T N 3 M0 — jedes T jedes N M 1.
Das Stadium erlaubt Aussagen über die Prognose der Erkrankung.

Warum kommt ein Patient mit einem Hypopharynxkarzinom zum Arzt?

Wegen Schluckbeschwerden mit Otalgie, Foetor ex ore, blutigem Auswurf, bei Kehlkopfmitbefall Heiserkeit und Atemnot. Zirka die Hälfte aller Patienten haben schon tastbare Lymphknoten, typischerweise unter dem Kieferwinkel (= regionäre Lymphknotengruppe).

Welche Entstehungsursachen werden diskutiert?

Nikotin- und Alkoholikaabusus. Das Postkrikoidkarzinom skandinavischer Frauen mit dem Plummer-Vinson-Syndrom. Das Alter der Betroffenen ist in den letzten Jahren gesunken. Nachdem die Frühsymptome Dysphagie und Halslymphknotenschwellung oft nicht beachtet werden, kommen fast immer Patienten mit fortgeschrittenen Stadien zur Behandlung.

Welche Behandlungsmöglichkeiten gibt es?

Wenn der Tumor im Gesunden entfernbar ist: meist eine erweiterte Pharyngolaryngektomie mit Neck-Dissektion, letzteres oft beidseits. Eine aufwendige plastische Rekonstruktion der Schluckwege ist aber notwendig. Postoperative Strahlentherapie. Damit ist eine 5-Jahres-Überlebensrate von 20 bis 30% in frühen Stadien zu erreichen. Bei T-3-Tumoren liegt sie deutlich unter diesem Wert. Eine weitere Therapiemöglichkeit ist die ausschließliche Strahlenbehandlung.

Speiseröhre

Anatomie

Welchen Aufbau hat die Speiseröhre (= Ösophagus)?

Muskelschlauch (außen längsgerichtete, innen ringförmige Muskulatur), dessen Innenseite von mehrschichtigem, unverhornendem Plattenepithel ausgekleidet wird. Nach kaudal hin nimmt der Anteil der glatten Muskulatur ständig zu. Beginnt in Höhe des unteren Ringknorpeldrittels und endet mit der Kardia in Höhe des 11. Brustwirbels. Von der vordern Zahnreihe ist der Ösophagusmund 15 cm und die Kardia 35 bis 41 cm weit entfernt. Ein zervikaler und thorakaler Anteil wird unterschieden.

Wo sind die drei physiologischen Engen des Ösophagus lokalisiert?

1. Obere Enge: Ösophagusmund.
2. Mittlere Enge: Aortenbogen.
3. Untere Enge: Unterer Sphinkter im Hiatusbereich.

Untersuchungsmethoden

Worauf sollte bei der klinischen Untersuchung geachtet werden?

Auf Entzündungszeichen des äußeren Halses, Einflußstauung, vergrößerte Lymphknoten. Selbstverständlich ist ein genauer HNO-Status zu erheben. Auf Klopfschmerzen im Brustbeinbereich und der Wirbelsäule.

Warum soll Barium als Kontrastmittel beim Röntgen nicht verwendet werden?

Es verdeckt einen Fremdkörper, haftet an der Schleimhaut und behindert dadurch die Beurteilung der Schleimhaut bei der nachfolgenden Endoskopie erheblich. Also bei Verdacht auf Perforation, bei Fremdkörpern und bei Neugeborenen mit Verdacht auf Ösophagusatresie (Aspiration) daher Gastrografin, ein farbloses Kontrastmittel, verwenden.

Womit kann die Ösophagoskopie durchgeführt werden?

Mit dem starren Rohr, fast alle Aufgaben sind damit zu lösen (Domäne der HNO), und dem flexiblen Fiberglasendoskop, mit dem keine therapeutischen Eingriffe durchgeführt werden können. Beide Methoden ergänzen einander, je nach Problemstellung. Falls keine Gefahr in Verzug besteht, ist jeweils vorher ein Röntgen zu machen.

Wozu wird die Manometrie benötigt?

Zur Abklärung von Motilitätsstörungen wird der intraluminäre Druck an verschiedenen Stellen gemessen.

Erkrankungen und Therapie

Bougierung

Was versteht man unter Bougierung des Ösophagus?

Ausdehnung des Lumens bei Stenosen unter Sicht über ein starres Ösophagoskop. Eine vorherige Röntgenkontrastmittelaufnahme ist angezeigt.

Welche Arten der Bougierung gibt es?

Die Frühbougierung: Ab dem 8.—12. Tag nach der Verätzung mit täglich zunehmendem Kaliber, bis sich die Passage normalisiert hat und im Röntgen keine Stenose mehr sichtbar ist.
Die Spätbougierung: Wenn sich trotz 4wöchiger Kortisontherapie eine Stenose gebildet hat. Eine Sonderform der Bougierung ist die über einen Faden mit Hohlbougies oder das Gastrostoma (retrograd).

Welche Gefahr besteht bei der Bougierung?

Die der Perforation der Ösophaguswand mit nachfolgender Mediastinitis, Pleuritis und eventueller Peritonitis. Ein operativer Eingriff unter hochdosierter Antibiotikatherapie ist notwendig. Noch immer liegt die Letalität dieser Komplikation bei ca. 50%.

Welche Möglichkeit gibt es, wenn die Bougierungen ohne Erfolg bleiben?

Die Resektion des betroffenen Abschnittes bzw. des gesamten Ösophagus und Ersatz durch Magenhochzug oder Koloninterposition oder freie Dünndarmtransplantate.

Ösophagusfremdkörper

Welche Beschwerden treten bei Verschlucken von Fremdkörpern auf?

Münzen, Spielzeugteile, Knochen, Glassplitter, Prothesenteile, Nägel, Nadeln, Obstkerne und sogar Eßbesteckteile etc. führen zu einer schmerzhaften Schluckstörung meist retrosternal. Als Zeichen einer beginnenden Mediastinitis Schmerzen zwischen den Schulterblättern und retrosternal.

Wo stecken die Fremdkörper?

Meistens im Bereich der 1. physiologischen Enge, in bekannten Stenosen, seltener in der 2. oder 3. physiologischen Enge.

Warum muß die Entfernung so rasch wie möglich erfolgen?

Weil die Gefahr der Wandnekrose mit Mediastinitis, Pleuritis oder Peritonitis mit Luftemphysem droht.

Ösophagusdivertikel

In welchem Abschnitt des Ösophagus können Divertikel gefunden werden?

Prinzipiell überall, sie verursachen je nach Lage und Ausdehnung keine oder geringe Beschwerden, wie retrosternalen Druck, geringe Dyspnoe, Reizhusten, epigastrischen Druck, Sodbrennen und Dysphagie. Nur selten wird eine transthorakale Abtragung notwendig.

Was versteht man unter einem Traktionsdivertikel?

Eine zipfelige Ausbuchtung der Ösophaguswand im mittleren Drittel, die durch Narbenzug benachbarter entzündlicher Lymphknoten entsteht. Selten kommt es zu solch starken Beschwerden, daß ein chirurgischer Eingriff notwendig wird.

Entzündungen im Ösophagus

Welche Arten der Ösophagitis gibt es?

a) Die banale akute: meist als Begleitentzündung bei Trauma, Stenose, Fremdkörpern, Divertikel, Achalasie, Presbyösophagus, reizende Speisen, C_2H_5OH.
b) Die ulzerative: durch Medikamente, die haften bleiben: Salizylate, Eisenpräparate, Erythrocin ..
Dysphagie und ein leichtes Brennen retrosternal führt die Patienten zum Arzt.

Was ist eine Refluxösophagitis?

Entzündung mit Erosionen und Ulzera im unteren Abschnitt der Speiseröhre, verursacht durch Übertritt von Magensaft bei Insuffizienz der Kardia. Meist schubweiser Verlauf mit Beginn im mittleren Alter mit Sodbrennen, Druckgefühl, Singultus, „Herzbrennen". Beim Liegen, Pressen, nach dem Essen fetter Speisen, Verstärkung durch Alkoholika.

Welche Ursachen für die Refluxösophagitis kommen in Betracht?

Insuffizienz des Sphinkters nach Magenoperation, neurologische Ursachen, Diabetes, Sklerodermie, Nikotin-, Alkoholika-Abusus, Fettsucht, zu lange liegende Nährsonde, Hiatushernie.

Wie gelingt der Nachweis?

Am besten endoskopisch, manometrisch. Röntgen erst bei fortgeschrittenem Stadium aussagekräftig.
Ein Karzinom im Kardiabereich, Achalasie, Sklerodermie, Angina pectoris ist auszuschließen.

Wie sieht die Behandlung aus?

Konservativ: Viele kleine Mahlzeiten langsam einnehmen, Diät: fettarm, proteinreich, H-2-Blocker, Antazida, Nikotin und Alkoholika meiden, Anticholinergika.
Chirurgisch: Exzision der Geschwüre und Nahtdeckung mit Fundoplicatio, bei Strikturen Bougierung?

Warum tritt die Soor-Ösophagitis vermehrt auf?

Durch den vermehrten Einsatz von Chemotherapeutika.

Welche Beschwerden treten auf?

Schmerzen beim Schlucken, Sodbrennen, „Herzbrennen", Regurgitieren mit Blutbeimengung.

Wie sieht die Schleimhaut aus?

Sie ist hochrot, geschwollen, mit weißlichgrauen Belägen, die leicht abziehbar sind; neigt leicht zu Blutungen.

Womit wird behandelt?

Antimykotika als Lösung und systemisch.

Idiopathischer Ösophagusspasmus

Was ist der idiopathische Ösophagusspasmus?

Durch eine Störung der vegetativen Innervation kommt es zu wechselnd starker Dysphagie mit retrosternalem Druckgefühl, der Nahrungstransport läuft verzögert ab. Im Röntgen „Perlschnurösophagus, Kastanienkette".

Wie erfolgt die Behandlung?

Konservativ mit Buscopan und Adalat.

Achalasie

Wie kommt es zur Achalasie?

Vermutlich durch eine neuromuskuläre Störung (Untergang des Plexus Auerbachii) bleibt die Erschlaffung des unteren Sphinkter beim Schlucken aus, die normale Peristaltik ist hochgradig gestört. Es entsteht ein Stauungsösophagus. Auch psychogene und hormonale Faktoren möglich.

Welche Beschwerden treten auf?

Sie entwickeln sich allmählich vom Gefühl, daß Speisen in der Speiseröhre liegen bleiben, über das Verlangen, jeden Bissen hinunterzuspülen, bis zum nichtsauren Erbrechen. Im Spätstadium steht der hochgradige Gewichtsverlust im Vordergrund. Im Röntgen zeigt sich ein dilatierter, atonischer „Weinglas"-Ösophagus. Erhöhtes Krebsrisiko.

Wie wird die Achalasie zielführend behandelt?

Durch Sprengung der Sphinktermuskulatur mit Spreizsonde. Ösophagokardiamytotomie nach Heller.

Ösophagusvarizen

Kann man an einer Ösophagusvarizenblutung verbluten?

Ja. Die Blutung, verursacht durch portale Hypertension, kann lebensbedrohende Ausmaße erreichen. Vorsicht ist bei der Ösophagoskopie angezeigt. Das Blut ist hellrot, frisch.

Wie wird behandelt?

Schockbekämpfung, Senkstaken-Blakemore-Sonde, Verödung durch Sklerosierung. Im Intervall: Shuntoperation.

Mißbildungen

Welche Mißbildungen, den Ösophagus betreffend, gibt es?

Angeborene Stenosen, Ösophagotracheale Fisteln, Dysphagia lusoria, Hiatushernien.
Sie betreffen den Kinder- und Thoraxchirurgen, sind jedoch wegen der Diagnosestellung mittels Ösophagoskopie für die HNO von Bedeutung.

Ösophaguskarzinom

Wie kann ein Ösophaguskarzinom entstehen?

Ohne vorausgehende Erkrankung oder nach chronischer Irritation bei Verätzung, Divertikel, Hiatushernie, Achalasie, Refluxösophagitis, ...

Welche Beschwerden treten auf?

Zunehmende Dysphagie, Brennen und Schmerzen retrosternal, Gewichtsverlust, Erbrechen, Singultus, Heiserkeit, Husten, Aphagie nach 4—5 Monaten.

Wie kommt man zur sicheren Diagnose?

Durch das Röntgen (Wandunregelmäßigkeiten, Füllungsdefekte) und die Endoskopie mit Probeexzision. Die Diagnose wird in $^2/_3$ der Fälle erst im inoperablen Stadium gestellt.

Welche Behandlungsmöglichkeiten gibt es?

Kurativ nur selten möglich, dann Stripping des Ösphagus und Ersatz durch Magenhochzug, Koloninterposition oder frei transplantiertem Dünndarm. Strahlentherapie und Chemotherapie haben lediglich palliativen Effekt. 5-Jahresüberlebensrate 0—10%.

Kehlkopf

Anatomie und Physiologie

Woraus besteht das Grundgerüst des Kehlkopfes (= Larynx)?

Aus dem Schildknorpel, dem Ringknorpel und den beiden Aryknorpeln. Diese sind durch Gelenke, Bänder, Membranen und Muskeln miteinander verbunden.

Wie ist der Kehlkopf in den Halseingeweiden verankert?

Die Halseingeweide sind eine Art „Gleitröhre" von lockerem Bindegewebe, Muskeln und Bändern. So besteht auch das Aufhängesystem des Kehlkopfes aus einem muskulären und einem bindegewebigen Anteil. Diese bilden eine Einheit.

Was gewährleistet die freie Aufhängung des Kehlkopfes?

1. Die umfangreiche Beweglichkeit des Systems beim Schlucken.
2. Wichtig für die verschiedenen Phonationsmechanismen, zum Beispiel Einfluß der Muskulatur auf Form des Ansatzrohres oder auf Registerausgleich und somit auf den Stimmklang.

Wird das Ansatzrohr nur durch die freie Aufhängung des Kehlkopfes beeinflußt?

Nein, sondern neben den Muskeln des Pharynx und des weichen Gaumens hat die supra- und infrahyale Muskulatur den größten Einfluß auf die Veränderung des Ansatzrohres und damit auf den Stimmklang.

Wie ist die Begrenzung des Aditus laryngis?

Der Aditus laryngis wird ventral von der Epiglottis, seitlich von den Plicae aryepiglotticae und dorsal von den Stellknorpeln begrenzt. Vorder- und Hinterwand sind durch Knorpel verstärkt, die zarten Plicae aryepiglotticae nicht.

Wie wird der Eintritt von größeren Fremdkörpern in die Trachea verhindert?

Normalerweise durch einen reflektorischen Verschluß der Stimmritze und durch Hustenstöße.

Ist der Kehlkopf am Schluckakt irgendwie beteiligt?

Ja. Beim Schluckakt überkreuzen sich Luft- und Speisewege. Unterkiefer, Zungenbein, Kehlkopf und Trachea bilden beim Schluckakt ein gemeinsames funktionelles System. Die Sicherung des Aditus laryngis beim Schluckakt ist ein komplexer Vorgang.

Wie sind die Skelettelemente des Kehlkopfes miteinander verbunden?

Über Bänder und Gelenke. Durch Bewegungen in den krikothyrealen und krikoarytänoidealen Gelenken werden die Spannung in den Stimmlippen und die Glottisform bei Phonation und Respiration reguliert.

Womit ist der menschliche Stimmapparat prinzipiell vergleichbar?

Mit einem Blasinstrument. Aus einem Windraum (Lunge, Bronchien, Trachea) tritt ein Luftstrom durch einen Spalt, der von schwingungsfähigen Lippen (Stimmlippen) begrenzt ist, in einen angrenzenden Luftraum (= Ansatzrohr: Pharynx, Mundhöhle, Nasenhöhle, Nebenhöhlen) und versetzt diesen in Schwingung. Dabei bewirken die Stimmlippenschwingungen mit ihrer Frequenz die Grundfrequenz der stimmhaften Laute. Form, Größe und Wandbeschaffenheit der angrenzenden Räume sorgen für die Obertöne und damit für die Klangcharakteristik der Laute.

Welche knorpeligen Anteile gehören zum Kehlkopf und wie sind sie beschaffen?

1. Schildknorpel: Ein aus zwei Platten bestehender Knorpel. Diese Platten stehen in einem beinahe rechten Winkel (individuell) zueinander und verlaufen schräg nach hinten und außen. Die Schildknorpelrückseite ist offen. Der Schildknorpel ist hinten durch ein doppeltes Drehgelenk mit dem Ringknorpel verbunden.
2. Ringknorpel: Das ist der untere Kehlkopfknorpel. Er grenzt die Trachea nach oben ab und ist wie ein Siegelring gebaut, dessen Platte nach hinten weist. Diesem Ringknorpel aufgelagert sind die beiden Stellknorpel.
3. Stellknorpel: Zwei pyramidenförmige Knorpel, welche mit dem Ringknorpel durch ein zylinderförmiges Gelenk verbunden sind, welches Nickbewegungen nach vorne innen, Gleitbewegungen zueinander und voneinander weg und Drehbewegungen erlaubt.

Welche Knorpel oder Knochen stehen noch mit dem Kehlkopf in enger Beziehung?

1. Kehldeckel: Ein löffelförmiger Knorpel (kann auch omegaförmig sein), welcher mit Schildknorpel und Zungenbein bindegewebig verbunden ist. Nach hinten unten geklappt legt er sich über den oberen Kehlkopfeingang und verschließt somit die Luftwege (z. B. beim Schluckakt).
2. Zungenbein: Ein bogenförmiger Knochen, welcher durch das Lig. thyreoideum und den M. thyreohyoideus mit dem Schildknorpel verbunden ist. Das Zungenbein, selbst gehalten durch Muskeln von Brustbein, Schädelbasis und Unterkiefer, stellt für den Larynx und die Trachea den Aufhängemechanismus dar.

Welche Art der Verbindung besteht zwischen Ringknorpel und Trachea?

Es besteht eine membranös elastische Verbindung. Bewegungen in diesem Bereich erfolgen rein passiv. Durch einen Zug nach kaudal wirkt die Trachea den nach oben gerichteten Bewegungen des Larynx passiv entgegen.

Welche Bewegungen sind zwischen dem Schildknorpel und dem Ringknorpel möglich?

Primär Kippbewegungen um eine nahezu transversale Achse. Neben dieser Rotationsbewegung ist auch eine minimale Translatation des Schildknorpels nach vorn und hinten, jedoch keine Seitwärtsbewegung möglich. Diese Kippbewegungen führen zur Verlängerung und Anspannung der Stimmlippen.

Welche Bewegungen erlauben die Verbindung zwischen Ringknorpel und Stellknorpeln?

Die Gelenkkörper ermöglichen bei Flächenschluß der Gelenkflächen Scharnierbewegungen um die Zylinderachse und Gleitbewegungen parallel zu ihr. Durch Kombination ergeben sich schraubenförmige Bewegungen. Unter Aufhebung des Gelenkschlusses sind auch Drehbewegungen möglich.

Unterscheiden sich die Dimensionen des kindlichen, des weiblichen und des männlichen Kehlkopfes voneinander?

Ja und nein. Die Dimensionen des weiblichen und des kindlichen Kehlkopfes im Alter von 7 bis 14 Jahren unterscheiden sich kaum voneinander. In der Pubertät jedoch wächst der männliche Kehlkopf wesentlich mehr als der weibliche. Die Stimmlippenlänge bei Knaben nimmt um etwa 10 mm zu, bei Mädchen um 3—4 mm. Dadurch wird die Stimme beim Mann um etwa eine Oktave, bei der Frau um etwa eine Terz tiefer.

Bleibt die Position des Kehlkopfes gegenüber der Wirbelsäule in allen Altersstufen gleich?

Nein. Unmittelbar nach der Geburt steht der Larynx am höchsten. Dann sinkt er schnell ab. Bis zum 5. Lebensjahr sinkt er von C_3 ab bis C_7. In dieser Höhe bleibt er bis etwa zum 20. Lebensjahr. Ab da sinkt er kontinuierlich weiter bis etwa C_8 um das 80. Lebensjahr.

Womit ist das Kehlkopfinnere ausgekleidet?

Mit einem mehrreihigen Flimmerepithel mit eingestreuten Becherzellen (sogenanntes respiratorisches Epithel). Nur die Stimmlippen sind von einem mehrschichtigen unverhornten Plattenepithel bedeckt.

Kann man den Kehlkopf in verschiedene Räume teilen?

Ja, in drei Räume.
1. Supraglottischer Raum. Vom Kehlkopfeingang bis zu den Taschenfalten. Er hat Trichterfunktion mit Bündelung der Schallabstrahlung. Dadurch Verstärkung der Stimmleistung.
2. Glottischer Raum. Von den Taschenfalten bis zu den Stimmlippen. Wird auch als Stimmritze bezeichnet. Zwischen Taschenfalte und Stimmlippe liegt der Eingang zum Sinus Morgagni (Ventriculus laryngis). Soll mitbestimmend sein für Klangfarbe der Stimme und Deckvorgang.
3. Subglottischer Raum. Beginnt unterhalb der Stimmlippen und reicht bis zum unteren Rand des Ringknorpels.

Was sind die Stimmlippen?

Schleimhautfalten, welche von geschichtetem Plattenepithel überzogen sind. In den Stimmlippen liegen die Mm. vocales. Die freie Randkantenzone wird von den Ligamenta vocales gebildet.

Welche Wirkung haben die Kehlkopfmuskeln?

Sie können die Stimmritze (Glottis) erweitern oder verengen. Es gibt jedoch keine reinen Abduktoren und Adduktoren, vielmehr wirken beide Muskelgruppen zusammen. Die Muskelkräfte halten die Stellknorpel während der Phonation und während der Respiration in einer bestimmten Einstellung.

Welche Arten der Kehlkopfmuskulatur unterscheidet man?

1. Die äußere Kehlkopfmuskulatur dient zur Hebung, Senkung, und Fixation des Kehlkopfes und zur Stimmlippenspannung.
2. Die innere Kehlkopfmuskulatur wird unterteilt in Abduktoren und Adduktoren. Sie bewegen die Stellknorpel und beeinflussen die Spannfunktion der Stimmlippen.

Welche Muskeln gehören zu den äußeren Kehlkopfmuskeln und welche Funktion haben sie?

1. M. constrictor pharyngis inferior. Er setzt sich zusammen aus dem M. thyreopharyngicus und dem M. cricopharyngicus. Funktion: Fixation und Rückwärtsbewegung des Kehlkopfes.
2. M. stylopharyngicus. Funktion: Zieht den Kehlkopf nach oben.
3. M. sternothyreoideus. Funktion: Zieht den Kehlkopf nach unten, kippt den Schildknorpel nach hinten, was zu einer passiven Entspannung der Stimmlippen führt. Ist ein Antagonist zum M. cricothyreoideus.
4. M. thyreoideus. Funktion: Bei fixiertem Zungenbein Zug des Kehlkopfes nach oben, bei fixiertem Kehlkopf Zug des Zungenbeines nach unten.
5. M. cricothyreoideus. Funktion: Nähert den Schildknorpel an den Ringknorpel — äußerer Stimmlippenspanner. Antagonist: M. sternothyreoideus, Synergist: M. cricopharyngicus.

Welche Muskeln gehören zu den inneren Kehlkopfmuskeln und welche Funktion haben sie?

1. Stimmlippenspanner: M. thyreoarytaenoideus. Sein innerer Anteil ist der M. vocalis (= M. internus). Er zieht von der Innenfläche des Schildknorpels zum Processus vocalis des Aryknorpels. Die Muskelfasern verlaufen parallel zueinander in der Respirationsstellung, nicht aber in der Phonationsstellung. Funktion: Isometrische Spannung der Stimmlippen, Verengung der Glottis, Feinregulierung des Tones.
2. Stimmlippenöffner: M. cricoarytaenoideus posterior (= M. posticus). Funktion: Glottisöffnung.
3. Stimmritzenschließer: a) M. cricoarytaenoideus lateralis (= M. lateralis). Funktion: Durch Zug am Processus muscularis des Aryknorpels nach vorne unten ein Schluß der vordern zwei Drittel der Glottis. b) M. thyreoarytaenoideus. c) M. arytaenoideus transversus (= M. transversus). Funktion: Schluß des hinteren Drittels der Glottis. d) M. arytaenoideus obliquus.

Unterscheiden sich Inspiration und Exspiration in der Form der Glottis?

Ja. Bei der Inspiration erhält die Rima glottidis eine fünfeckige Form, welche sich bei der Exspiration verengt.

Was beeinflußt der Spannapparat des Kehlkopfes?

Länge, Form und Masse des schwingenden Anteils der Stimmlippen bei der Phonation. Von der Funktion des Spannapparates hängt die Qualität einer Stimme ab.

Wirken die Kehlkopfmuskeln auch auf den Resonanzraum?

Ja. Durch die Tätigkeit der Kehlkopfmuskulatur kommt es bei der Phonation und Atmung nicht nur zu Formveränderungen an der Stimmritze, sondern auch zu Formveränderungen der Ventrikel des supraglottischen Raumes.

Wie wird der Kehlkopf nervös versorgt?

Bilateral, durch zwei Äste des N. Vagus:
1. N. laryngeus superior: äußerer Ast: Motorische Versorgung des M. cricothyreoideus und des M. constrictor pharyngis inferior, M. ventricularis; innerer Ast: Sensible Versorgung der oberen Kehlkopfschleimhaut bis zur Stimmlippe.
2. N. laryngeus inferior (= N. recurrens): Abzweigung im unteren Halsteil vom N. vagus. Rechts: Umschlingung der A. subclavia, links: Umschlingung des Aortenbogens. Motorische Versorgung der inneren Kehlkopfmuskulatur, sensible Versorgung der Schleimhaut des subglottischen Raumes und der Trachea.

Wie erfolgt die Blutversorgung des Larynx?

1. Supraglottisch: durch die A. laryngea superior, aus der A. carotis ext. entstammend, und 2. subglottisch: durch die A. laryngea inf., aus der A. subclavia entstammend. Damit treffen im Kehlkopfbereich die Stromgebiete von zwei großen Arterien, der A. subclavia und der A. carotis ext. zusammen.

Wie ist der venöse Abfluß aus dem Kehlkopfbereich?

Die Venen begleiten entweder unpaar oder paarig die gleichnamigen Arterien. Wie bei der arteriellen Versorgung überwiegen auch beim venösen Abfluß die oberen Kehlkopfgefäße.

Haben die Lymphgefäßverteilung und der regionäre Lymphabfluß des Kehlkopfes klinische Bedeutung?

Ja, vor allem für die operative Behandlung des Kehlkopfkarzinoms.

Wie ist die Lymphbahnversorgung des Kehlkopfes?

Man unterscheidet an der Kehlkopfschleimhaut zwei miteinander in Verbindung stehende Schichten: Ein oberflächliches Gefäßnetz, welches Lymphkapillaren enthält. Weiter in der Tiefe verlaufen größere Lymphsammelgefäße.

Ist die Verteilung der Lymphgefäße im Kehlkopf gleichmäßig?

Nein. Das Lig. vocale ist ohne Lymphkapillaren. Der supraglottische Raum ist besonders reichlich mit Lymphgefäßen ausgestattet. Das subglottische Kapillarnetz ist weniger dicht.

Unterscheidet man verschiedene Lymphabflüsse?

Ja, einen supraglottischen und einen subglottischen.

Wo bilden sich Lymphknoten im Umgebungsbereich des Kehlkopfes aus?

Supraglottisch: prälaryngeal und tief kranial jugulär. Subglottisch: prä- und paratracheal und tief medial bzw. kaudal jugulär.

Was ist der Reinkesche Raum?

Ein Spalt unter dem Epithel der Stimmlippe ohne Drüsen und Lymphkapillaren, aber nicht in Verbindung mit dem M. vocalis.

Wie steht die Trachea mit dem Kehlkopf in Verbindung?

Sie ist am Ringknorpel des Kehlkopfes aufgehängt und dadurch in die Bewegungen von Mundbodenmuskulatur und Halsmuskulatur einbezogen.

Wie lange ist die Trachea?

10—13 cm; sie besteht aus 16—20 hufeisenförmigen Knorpelspangen. Die Bifurkation ist in Höhe des 6. Brustwirbels.

Wie ist die Blutversorgung der Trachea?

Über die A. thyreoidea inferior und die A. thyreoidea superior.

Was versteht man unter reflektorischen Kehlkopfschluß?

Es ist ein Schutzmechanismus, der das Eindringen von Speisen und auch Fremdkörpern in die Atemwege verhindert. Ausgelöst wird der Reflex durch Berührungsreize am Zungengrund, Rachenhinterwand und Gaumenbögen; selbstverständlich auch von der Schleimhaut des Kehlkopfes selbst. Es ist daher — wie operative Erfahrungen es immer wieder bestätigen — die vollständig erhaltene sensible Versorgung der Kehlkopfschleimhaut (N. laryngeus sup.) von Bedeutung. Der ausgelöste Reflex führt zum Atemstillstand, zur Kontraktion der aryepiglottischen Falten, zum Taschen- und Stimmbandschluß und zum Kippen der Epiglottis. Überschreiten Speisen oder Fremdkörper den Kehlkopfeingang, kommt es zum Auslösen des Hustenreflexes.

Was kann eine massive Reizung der Kehlkopfschleimhaut, z. B. durch einen Fremdkörper, noch auslösen?

Über vagovagale Reflexvorgänge kann es zu Arrhythmien Bradykardie und Herzstillstand kommen. Diese Kenntnis ist im Rahmen von Kehlkopfeingriffen, Intubationen oder sonstigen Behandlungen besonders wichtig. Eine Vermeidung ist durch entsprechende Lokalanästhesie oder Gabe von Atropin möglich!

Wie entsteht der Ton an den Stimmlippen?

Der Vorgang ist *passiv*. Der Kehlkopf funktioniert ähnlich einer Polsterpfeife: Bei geschlossenen Stimmlippen baut sich subglottisch ein Luftdruck auf, der schließlich die Stimmlippen auseinandersprengt, Luft kann für einen kurzen Augenblick durchtreten, was zum Druckabfall und neuerlichem Stimmbandschluß führt. Dieses Wechselspiel von Öffnung und Schluß der Stimmlippen hängt grundsätzlich von der Spannung an den Stimmlippen und dem subglottischen Druck (Anblasedruck) ab. An den Stimmlippen sind dabei drei Bewegungsarten festzustellen:
1. eine Vertikalbewegung,
2. eine Horizontalbewegung,
3. eine Wellenbewegung.

Welche physiologischen Voraussetzungen müssen bei der Tonbildung gegeben sein?

Beide Stimmlippen müssen sich in „Phonationsstellung" befinden, d. h. sie berühren einander und stehen unter einer bestimmten Spannung. Dieser Zustand wird durch die Kehlkopfmuskulatur herbeigeführt. Merke: In der Respirationsstellung ist eine Tonbildung nicht möglich! Bei einer Rekurrensparese hängt die Phonation von der Weite der Glottis ab.

Welche Muskelgruppen sind an der Stimmlippenbewegung beteiligt?

Zu unterscheiden sind:
a) Schließer.
b) Öffner.
c) Spanner.
Ad a) Es sind drei Muskeln, die den Schluß herbeiführen, der M. cricoarytaenoideus lat., der M. thyreoarytaenoideus und der M. arytaenoideus.
Ad b) Als aktiver Öffner wirkt nur der M. cricoarytaenoideus dors. (posticus).
Ad c) Die Spannung wird durch den M. cricothyreoideus und den M. vocalis herbeigeführt, wobei durch den Conus elasticus und das Ligamentum vocale bereits eine Grundspannung besteht.

Welche Funktion haben die Stellknorpel?

Entsprechend den verschiedenen Zugrichtungen der ansetzenden Kehlkopfmuskeln erlauben die Stellknorpel über die Proc. vocales, die Stimmlippen in die Abduktions- oder Adduktionsstellung zu bringen, den Abstand zur vorderen Kommissur zu verändern und, durch Fixation in bestimmter Stellung, die Stimmlippenspannung zu ermöglichen.

Welche Bewegungsarten muß das Krikoarytaenoidgelenk ermöglichen, um der Funktion des Stellknorpels zu entsprechen?

Das Gelenk erlaubt eine Dreh-, Gleit- und Kippbewegung des Stellknorpels. Dadurch sind für die Tonbildung zahlreiche Varianten in der Spannung, Länge und Stellung der Stimmlippen möglich.

Welche Bedeutung hat die Atmung für die Stimmbildung?

Es ist eine Ruheatmung von einer Sprechatmung zu unterscheiden, wobei in beiden Fällen in einen thorakalen und abdominalen Typ zu unterteilen ist. Üblicherweise kommen beide Arten gemeinsam vor; dies wird als Mischtyp bezeichnet. Das Verhältnis der Atemtypen unterliegt einem stetigen Wechsel: Bei der Sprechatmung ist im Vergleich zur Ruheatmung der thorakale Anteil vergrößert. Auch das Verhältnis der Einatmungs- zur Ausatmungszeit ändert sich beim Sprechen und Singen gegenüber der Ruheatmung stark. Dieses Verhältnis wird im „respiratorischen Quotienten" zum Ausdruck gebracht.

Untersuchungsmethoden

Wann sind Kehlkopfuntersuchungen obligat?

Bei jeder Art von Stimmstörungen bzw. Heiserkeit. Sie sind die Grundlage jeder laryngologischen und phoniatrischen Diagnostik.

Welche Arten der Laryngoskopie gibt es?

Die indirekte und die direkte Laryngoskopie.

Wie unterscheiden sich die beiden Arten der Laryngoskopie?

Bei der indirekten Laryngoskopie sitzen sich Patient und Untersucher gegenüber. Der Untersucher sieht ein Spiegelbild, d.h. daß die vordere und die hintere Kommissur platzmäßig vertauscht erscheinen, während die Seiten rechts und links gleichbleiben. Bei der direkten Laryngoskopie gibt es diese Umkehrung im Sinne eines Spiegelbildes nicht.

Kann die indirekte Laryngoskopie mit verschiedenen Instrumenten durchgeführt werden?

Ja, entweder mit einem Larynxspiegel oder mit einer sogenannten starren Optik (Lupenlaryngoskop).

Gibt es auch verschiedene Möglichkeiten für die direkte Laryngoskopie?

Ja, mit dem Kleinsasser-Rohr, welches für operative Eingriffe im Sinne der endolaryngealen Phonochirurgie bevorzugt wird (in Narkose) und mit sogenannten flexiblen Optiken, welche von verschiedenen Firmen in verschiedenen Dimensionen (ab 4,9 mm) angeboten werden.

Was ist der Vorteil flexibler Optiken und starrer Optiken gegenüber den anderen Untersuchungsmethoden?

Sie bieten eine Lupenvergrößerung und damit einen besseren Überblick über den untersuchten Bereich.

Worauf muß man bei der Laryngoskopie besonders achten?

Beweglichkeit der Stimmlippen und der Aryknorpel, den Stimmlippenschluß bei der Phonation, Stimmlippenvergleich (links und rechts), Kehlkopfschleimhaut, Oberflächenstruktur, Farbe und Form der Stimmlippen, ebenso der Taschenfalten, Kehlkopfanomalien. Auch die Epiglottis ist dabei genau zu beschreiben.

Gibt es Epiglottisformen, die den Einblick auf die Stimmlippenebene behindern oder unmöglich machen?

Ja, die omegaförmige Epiglottis.

Erlaubt eine normal geformte Epiglottis immer den Einblick auf die Stimmlippenebene?

Nein, da bei der Phonation der verschiedenen Vokale die Stellung der Epiglottis verschieden ist. Den steilsten Stand und damit den besten Einblick auf die Stimmlippenebene bietet die Epiglottis bei der Phonation von „i" oder „e".

Gibt es eine Untersuchungsmethode, die den Wellenablauf an den Stimmlippen während der Phonation erkennen läßt?

Ja, die Stroboskopie.

ERKLÄRUNG: Die Stroboskopie ermöglicht die Analyse pathologischer Schwingungsabläufe. Das Prinzip der Stroboskopie: Schnell ablaufende periodische Schwingungsabläufe können bei Betrachtung mit stroboskopischem Licht scheinbar verlangsamt oder stillstehend abgebildet werden. Dazu dienen Lichtblitze. Wenn Blitzfrequenz und Stimmlippenfrequenz übereinstimmen, ergibt das ein stehendes Bild, differieren Stimmlippenfrequenz und Blitzfrequenz um mindestens 1 Hz, dann resultiert daraus eine scheinbare Schwingung. Diese Geräte funktionieren über Tongenerator- oder Mikrophonsteuerung.

Erlaubt die Stroboskopie Aussagen über die Schwingungsabläufe an den Stimmlippen?

Ja, sie erlaubt Aussagen über die horizontalen und vertikalen Grundbewegungen und über die sogenannten Randkantenverschiebungen.

Was sind Randkantenverschiebungen?

Formveränderungen und Verschiebungen der Schleimhaut an den Stimmlippenrändern.

Welche Ursachen für eine Verminderung oder Aufhebung der Randkantenverschiebung gibt es?

Kehlkopflähmungen, Narben oder Infiltrate im Lig. vocale, Entzündungen, Hyperplasien, Tumoren, Hyperfunktionen.

Was kann durch die Stroboskopie beurteilt werden?

Die Schwingungsabläufe an beiden Stimmlippen, die Schwingungsamplituden, Stimmlippenschluß und Phasendifferenzen sowie die Randkantenverschiebungen.

Ist eine Dokumentation der bisher besprochenen Larynxuntersuchungen möglich?

Ja, die Lupenlaryngoskopie und die Untersuchungen mit der flexiblen Optik können mit der stroboskopischen Untersuchung kombiniert werden und auf Videobänder aufgezeichnet werden.

Gibt es auch noch andere Arten der Dokumentation von Larynxuntersuchungen?

Ja. 1. Hochgeschwindigkeitsfilm: Bei der Hochgeschwindigkeitskinematographie des Kehlkopfes werden bis zu 8000 Bilder/Sek. gemacht. Ein sehr kostspieliges Verfahren, nur für die Wissenschaft. 2. Fotokymographie: Geringer technischer Aufwand und relativ einfache Auswertung. Erlaubt die Unterscheidung in hyper- und hypofunktionelle Stimmstörungen.

Gibt es noch weitere Verfahren zur Untersuchung der Kehlkopffunktion?

Ja, die verschiedenen Arten der Glottographie. Man kennt die Elektroglottographie zur Bestimmung der Stimmlippenfrequenz, die Fotoglottographie zur Bestimmung der Zeitdauer der Öffnungsphase und die Ultraschallglottographie. Ferner kennt man noch die Elektromyographie zur Ableitung und Aufzeichnung von Muskelaktionspotentialen zur Unterscheidung myogener und neurogener Lähmungen der Kehlkopfmuskulatur.

Gibt es die Möglichkeit der Röntgenuntersuchung des Kehlkopfes?

Ja. Man unterscheidet in Standard-Röntgenaufnahmen (seitliche Bilder besser als Posterior-anterior-Aufnahmen, weil diese wegen der störenden Wirbelsäulenprojektion schwierig zu beurteilen sind), Kontaktaufnahmen mit dem Nahstrahlrohr, Laryngographie und Kinelaryngographie, Xeroradiographie und Tomographie.

Was hat man bei der normalen Sprechstimme zu beurteilen?

Stimmklang, Sprechtonhöhe (indifferente), Tonhaltedauer auf Vokale in Sekunden, Stimmlautstärke (gemessen in dB), eventuell Stimmfeldmessung.

Was hat man bei einer Singstimme zusätzlich zu beurteilen?

Stimmumfang, stimmliche Leistung in den verschiedenen Registern, Registerübergänge, Modulationsfähigkeit der Stimme, Stimmfeldmessung zur quantitativen und sonographische Analyse zur qualitativen Stimmbeurteilung (= Klanganalyse).

Was ist die Sonagraphie und welche Möglichkeiten bietet sie?

Die Sonagraphie ermöglicht die Analyse von Sprach- und Stimmklängen über die Frequenz und die Zeit und erlaubt Aussagen über die verschiedenen Grade der Heiserkeit, über Atem- und Stimmführung, über Registerbrüche u. a.

Sollen Sprech- und/oder Singstimmen bei Untersuchungen dokumentiert werden?

Bei normalen HNO-ärztlichen Untersuchungen ist dies nicht immer erforderlich, bei phoniatrischen Untersuchungen ja. Vor allem aus forensischen Gründen haben sich Klangaufzeichnungen (Tonband) sehr bewährt.

Ist bei einer laryngoskopischen Untersuchung auch der Einblick in die Trachea möglich?

Ja, während der Respirationsphase in die obersten Abschnitte der Trachea bis maximal zum 2. oder 3. Trachealring.

Womit kann die Trachea untersucht werden?

Mit einem sogenannten starren Rohr (Bronchoskop) oder mit einer flexiblen Optik. Die für die tracheale Untersuchung in Verwendung stehenden flexiblen Optiken sind etwas stärker als die für die laryngeale Untersuchung und haben einen zusätzlichen Arbeitskanal (zur Entnahme von PE).

Welche Untersuchung muß bei jeder Kehlkopfbeurteilung zuerst durchgeführt werden?

Die äußere Betrachtung und die Palpation des Kehlkopfbereiches und seiner Nachbarschaft: Schluckbewegungen, Schildknorpel und Ringknorpel, Schilddrüse und Gefäßscheide (A. carotis) sowie die Lymphknoten.

Erkrankungen und Therapie

Mißbildungen

Welche angeborenen Anomalien können zu Atemfunktionsstörungen führen; wie lebensbedrohlich sind sie?

Laryngomalazien werden am häufigsten beobachtet. Diese Veränderungen finden sich meist bei unterentwickelten Kindern mit einem noch besonders weichen Larynxskelett. Durch Ansaugen beim Inspirium kommt es zur Einengung des Atemweges mit oft beträchtlich stridoröser Atmung. Andere Fehlentwicklungen, wie Hämangiome, neurogene Störungen, Laryngozelen und subglottische — oder Trachealstenosen werden seltener gesehen. Der Grad der Fehlentwicklung ist für die Lebensfähigkeit entscheidend. Atresien oder auch selbst dünne Membranen der Trachea führen unmittelbar post partum zum Tod. Malazien bessern sich hingegen in den folgenden Lebenswochen; eine Tracheotomie wird nur selten erforderlich sein.

Wie können derartige Fehlentwicklungen diagnostiziert werden?

Ausschließlich endoskopisch. Dies hat bei post partum auftretenden Atemfunktionsstörungen sofort zu erfolgen. Endoskopien können so zu lebensrettenden Eingriffen werden, wenn es beispielsweise dadurch gelingt, Membranen zu zerreißen oder Segel zu dehnen.

Funktionsstörungen

Warum erfordert das Auftreten einer ein- oder beidseitigen Rekurrensparese eine genaue Durchuntersuchung?

Die Ursachen für eine Parese sind, bedingt durch den langen Verlauf des Nervs sowohl rechts als auch links, sehr verschieden. Neben der häufigsten Ursache, der Strumektomie, sind es vor allem intrathorakale Erkrankungen des Herzens und der Lunge. Dazu zählen Herzoperationen, Aneurysmen, Herzdilatationen, Bronchuskarzinome, Mediastinalerkrankungen, Tuberkulose und Pleuraschwarten und schließlich Ösophagusdivertikel und -karzinome. Infektiös-toxische wie neurologische Erkrankungen sind ebenso wie traumatische Ursachen (Intubation!) anzuführen. Trotzdem wird in vielen Fällen keine dieser Ursachen festgestellt: Sie werden als idiopathisch bezeichnet.

Warum verursacht eine einseitige Rekurrensparese keine Atemnot?

Die Abduktion der gesunden Seite reicht aus, daß selbst bei Medianstellung der kranken Seite eine mehrere Millimeter weite Glottis bestehen bleibt, die für eine selbst bei körperlicher Anstrengung notwendige Atmung ausreicht.

Welche Therapiemöglichkeiten gibt es bei Rekurrensparesen?

Abgesehen von der Behebung der Grundkrankheit fällt die Behandlung frischer einseitiger Paresen meist in das Gebiet des Phoniaters mit Stimmübungen, Strombehandlungen etc. (siehe S. 185). Bei doppelseitiger Parese steht die Atemnot im Vordergrund, wenn der Glottisspalt unter 2 mm weit ist. Die Patienten müssen dann meist tracheotomiert werden. Nach Ablauf eines halben Jahres ist meist mit einer Remission (z. B. nach Strumaoperationen oder bei idiopathischen Paresen) nicht mehr zu rechnen. Um dann weiterhin auf ein Stoma verzichten zu können, gibt es eine Reihe von Glottiserweiterungsoperationen, die unter dem Begriff der „Laterofixation" zusammengefaßt werden. Zwei grundsätzliche Techniken werden unterschieden: die *endolaryngealen* Eingriffe mit Entfernung des Stellknorpels und Ausdünnung der Stimmlippe oder Abtragung von Stimmlippenanteilen mit dem Laser, ferner die *extralaryngealen* Operationen, wobei meist der Stellknorpel durch ein Schildknorpelfenster exstirpiert oder verlagert wird; das Stimmband kann dann zur Seite gezogen werden. Es ist dabei zu bedenken, daß extreme Verlagerungen aus stimmlichen Gründen nicht erwünscht sind. Denn all diese Operationen stellen einen Kompromiß zwischen Atmung und Stimme dar. Neuere, noch im Experimentierstadium befindliche Techniken, suchen dem abzuhelfen, indem durch Nerveneinpflanzung oder Implantation von Nerv-Muskel-Anteilen eine gewisse *aktive* Stimmlippenbewegung wiederhergestellt werden soll.

Hat der N. laryngeus superior auch eine wichtige motorische Funktion?

Ja, er versorgt den M. cricothyreoideus, der zur Gruppe der Spanner zählt. Klinisch ist dies am unvollständigen Schluß durch mangelnde Stimmlippenspannung erkennbar. Die Stimme ist kraftlos, außerdem kommt es zum Verschlucken.

Welche Symptome deuten auf eine Neuralgie des N. laryngeus hin?

Es sind meist einseitige stechende Schmerzen knapp oberhalb des Schildknorpels (Druchtrittsstelle des Nervs durch die Membrana thyreohyoidea). Die Schmerzen können gegen den Kieferwinkel oder in den Ohrbereich ausstrahlen, werden fast immer punktförmig angegeben und werden oft durch Essen oder Husten (Triggerpoint) ausgelöst. Bei der Untersuchung findet sich außer dem Schmerzpunkt kein pathologischer Befund.

Traumatologie

Welcher Lokalbefund kann bei Stimmüberlastung gefunden werden?

Zu unterscheiden sind akute von chronischen Schäden. Zu ersteren zählen: Hyperämie, Schwellungen und subepitheliale Blutungen der Stimmlippen. Chronische Schäden sind die Schrei- oder Sängerknötchen, die sich meist paarweise an der Grenze des vorderen zum mittleren Drittel finden. Es sind glatt begrenzte gutartige Veränderungen an den Stimmlippenkanten.

Welche Schäden können bei Intubationen auftreten?

Häufig bewirken zu harte Tuben oder der Führungsstab Läsionen der Kehlkopfmukosa. Später können sich Narben, gelegentlich bei Schleimhautdefekten auch Granulationen entwickeln. Durch ungezieltes Intubieren sind Stellknorpelluxationen möglich, die später Dysphonien hervorrufen können. Auch Überdehnungen der Stimmlippen durch zu große Tuben kommen vor; es führt dies später zum unvollständigen Stimmbandschluß bei der Phonation. Ein besonderes Problem stellen Langzeitintubationen seit der Einführung von Intensivstationen dar. Grundsätzlich sollte jede Intubation innerhalb von 48 Stunden durch eine Tracheotomie ersetzt werden. Larynx- und Tracheastenosen sind dann kaum zu befürchten! Die meist notwendige assistierte Beatmung erfordert aber grundsätzlich ein geschlossenes System, auf eine Intubation kann daher oft wochenlang nicht verzichtet werden. Durch mechanische Irritation, Entzündungen, Drucknekrosen, herabgesetzte Abwehr und dergleichen treten häufig großflächige Epithelschäden auf, die in Form schrumpfender Narben abheilen und zu hochgradigen Stenosen und entsprechender Atembehinderung führen. Die Behebung solcher Folgezuständige stellt dann fast immer ein großes Problem dar.

Welche Behandlungsmöglichkeiten gibt es bei akuten und bei chronischen Intubationsschäden?

Jede Therapie hat grundsätzlich nach laryngologischer Sicherstellung (indirekte oder direkte Skopie) in Abhängigkeit von den Symptomen (Heiserkeit, Atemnot) zu erfolgen. In der Regel bedürfen kleinere Läsionen der Schleimhaut oder auch Hämatome, soweit sie nicht den Atemweg behindern, keiner Therapie; mit einer Spontanabheilung ist zu rechnen. Sind Ödeme zu befürchten, was auch bei larynxmikroskopischen Eingriffen zu bedenken ist, kann durch Gabe von Kortison eine bedrohliche Entwicklung hintangehalten werden. Granulationen sind larynxmikroskopisch abzutragen, Stellknorpelluxationen müssen auf dem gleichen Weg reponiert werden und überdehnte Stimmlippen gehören in das Fachgebiet der Phoniatrie. Spätschäden im Larynx sind außer Narbenstenosen auch Synechien der Stimmlippen, verbunden mit den Symptomen Heiserkeit und — je nach Ausdehnung — Atemnot. Solche Verwachsungen werden larynxmikroskopisch getrennt. Wegen der Neigung zur neuerlichen Verwachsung wird vorzugsweise dafür der Laser eingesetzt. Höhergradige Tracheal- und subglottische Stenosen erfordern eine Tracheotomie. Bei ersteren kann durch eine Trachealquerresektion wieder ein ausreichender Atemweg hergestellt werden, eine Tracheotomie kann dann wieder aufgelassen werden. Traumatische Stenosen des Larynx sind durch Narbenexzisionen, Schleimhauttransplantationen, Knorpel- und Kunststoffimplantationen oft in zahlreichen mühevollen Einzeleingriffen zu behandeln.

Welche gefahrvollen Symptome können beim stumpfen Larynxtrauma auftreten?

Unmittelbare oder allmählich zunehmende Atemnot infolge Blutungen oder Ödemen. Die Atemnot kann aber auch durch Frakturierung und Dislokation von Knorpelteilen, die den Atemweg einengen, bedingt sein. Merke: Derartige ernste Komplikationen sind auch nach mehreren Stunden noch zu befürchten. Observatio!

Entzündungen

Reichen die Symptome Heiserkeit und Kehlkopfschmerzen aus, die Diagnose Laryngitis acuta zu stellen?

Nein. Es soll grundsätzlich bei allen Kehlkopferkrankungen gespiegelt werden, vor allem dann, wenn die Heiserkeit mehr als zwei Wochen anhält.

ERKLÄRUNG: Es gibt eine Reihe von Erkrankungen des Kehlkopfes, die Heiserkeit als Symptom haben, z. B. viele Funktionsstörungen, ebenso auch Neoplasien. Aber auch das Symptom Schmerz kann sich bei anderen Kehlkopfkrankheiten, wie Neuralgien, Traumen und vor allem wieder bei Neoplasien, vorfinden. Bei Nichtbeachtung kann die so wertvolle Frühdiagnose bei malignen Kehlkopferkrankungen verzögert werden.

Ist die antibiotische Therapie bei einer akuten Laryngitis sinnvoll?

Nicht unbedingt. Die Erkrankung ist vorwiegend viraler Genese, eine antibiotische Therapie daher grundsätzlich nicht erfolgversprechend. Es kann aber nicht so selten zu einer bakteriellen Superinfektion kommen, die besonders bei geschwächten älteren Patienten, Schwerkranken oder auch Kleinkindern zu einer ernsten Komplikation führen kann. Eine entsprechende antibiotische Abschirmung wird in derartigen Situationen zu erwägen sein.

Warum erfordert die subglottische Laryngitis des Kleinkindes eine sorgsame Überwachung?

Die virale Infektion führt zu Schwellungszuständen der Mukosa, die den relativ kleinen Durchmesser des Atemweges beim Kleinkind rasch bedrohlich einengen kann. Es ist zu bedenken, daß diese Erkrankung plötzlich meist aus vollem Wohlbefinden auftritt und unbehandelt rasch fortschreiten kann.

Welche Sofortmaßnahmen hat der behandelnde Arzt zu ergreifen?

1. Erhöhung der Raumluftfeuchtigkeit durch feuchtes Zelt oder Dampfinhalation mit dem Ziel, eine Austrocknung der Schleimhaut und damit verbundener Borkenbildung zu vermeiden.
2. Da das Kind oft eine beträchtliche Unruhe erkennen läßt, ist eine leichte — nicht atemdepressive — Sedierung angezeigt.
3. Hohe Kortisondosen (z. B. 100—500 mg Soluprednisolon je nach Alter und Schwere der Atemnot) i.v. oder i.m. Es ist zu vermerken, daß seit der Einführung des Kortisons vielen Kleinkindern die Tracheotomie erspart werden konnte. Durch diese Behandlung wird die Entwicklung der subglottischen Pölster fast immer rasch vermindert.
4. Genaue Überwachung mit der Bereitschaft, bei Verschlechterung der Situation durch Intubation oder Tracheotomie einer drohenden Erstickung vorzubeugen. Bei schwereren Erkrankungen ist daher eine Einweisung in eine Fachabteilung (Klinik) unerläßlich!

Welche Erkrankung ist der subglottischen Laryngitis in der Symptomatologie ähnlich?

Die akute Epiglottitis. Diese Erkrankung verursacht zusätzlich meist heftige Schluckschmerzen. Laryngoskopisch oder nach Spateldruck auf die Zunge kann die kirschrote, verdickte Epiglottis leicht erkannt werden. Die antibiotische Therapie ist in solchen Fällen obligat, bei der subglottischen Laryngitis dient sie nur zur Abschirmung. Die Kortisontherapie hilft wieder, drohende Schwellungszustände in der Glottis zu vermeiden.

Wann bezeichnet man eine Laryngitis als chronisch, welcher Lokalbefund wird erhoben?

Heiserkeit, das führende Symptom, besteht mindestens durch einige Wochen, sehr oft aber durch Monate oder sogar Jahre. Typisch ist der Lokalbefund: Die Stimmlippen sind nicht nur gerötet, sondern auch walzenförmig und unregelmäßig verdickt mit rauher Oberfläche und manchmal mit einem Ansatz zur Leukoplakie. Es ist immer zu bedenken, daß bei chronischen Laryngitiden Übergänge zu malignen Prozessen (Karzinomen) möglich sind. Im Zweifelsfall sind laryngoskopische Beurteilungen bzw. Biopsien indiziert.

Welche therapeutischen Maßnahmen stehen bei chronischer Laryngitis im Vordergrund?

Die meisten Erkrankungen werden durch exogene Noxen ausgelöst (Rauchen, Berufseinflüsse, Luftverunreinigung, Stimmißbrauch etc.). Durch Ausschaltung dieser Faktoren kann üblicherweise eine weitgehende Normalisierung des Lokalbefundes und auch eine Besserung der Stimme erreicht werden. Die Lokalbehandlung mit Inhalationen oder Instillationen (Kuraufenthalte) ist sinnvoll, aber doch zweitrangig. Nur in eher selteneren Fällen, wenn massive Larynxveränderungen vorliegen, werden larynxmikroskopische Eingriffe (eventuell mit Laser) vorzunehmen sein.

Unter dem Begriff „chronische Laryngitis" werden noch andere Kehlkopferkrankungen eingereiht; welche sind es und wie können sie diagnostiziert werden?

Es sind die Sonderformen oder spezifischen chronischen Laryngitiden. Dazu gehören die Larynxtuberkulose, Sarkoidose, Laryngitis syphilitica, Pemphigus vulgaris, Pemphigoid und die Larynxamyloidose. All diese Erkrankungen sind larynxmikroskopisch durch Biopsien zu verifizieren, wobei anamnestische Angaben und der Lokalbefund bereits entsprechende Hinweise geben. Typisch ist beispielsweise die Lungenerkrankung bei der Larynxtuberkulose und der Lokalbefund: Knötchen oder Ulzerationen an den Stimmlippen. Der Pemphigus ist als blasenbildende Erkrankung allerdings nicht immer leicht erkennbar, da die Blasen oft bald platzen und dann lediglich eine ulkusähnliche Veränderung sichtbar wird.

Zu den schmerzhaften entzündlichen Kehlkopferkrankungen gehört die Perichondritis; welche Ursachen kommen in erster Linie in Betracht, wie kann die Erkrankung diagnostiziert werden?

Es sind vor allem Traumen, Tumoren und ionisierende Strahlen (Strahlenperichondritis). Typisch ist eine Schmerzhaftigkeit des gesamten Larynxskeletts mit Schwellungszuständen außen und innen, wobei Ödeme der gesamten Larynxschleimhaut zu bedrohlicher Atemnot führen können. Gelegentlich werden auch Fisteln beobachtet.

Ist die Therapie der Larynxperichondritis problematisch?

Ja. Durch die antibiotische Therapie, eventuelle auch durch Kortison, kann zwar ein Teil der Erkrankungen beherrscht werden, doch sind oft chirurgische Maßnahmen (Knorpelabtragung, Sequesterentfernung) notwendig. Diese Behandlung kann dann sehr langwierig werden, der Kehlkopf wird schließlich seiner Stütze beraubt, und wird völlig funktionslos. Merke: Unter einer Perichondritis nach Tumorbestrahlung kann sich ein Tumorrezidiv verbergen, die Totalexstirpation nach endoskopischer Klärung ist dann unumgänglich!

Gutartige Tumoren des Kehlkopfes

Zu den häufigsten gutartigen Neubildungen zählen Stimmbandpolypen und juvenile Larynxpapillome; wodurch unterscheiden sich diese?

Stimmbandpolypen sind meist einzeln auftretende, glatt begrenzte, am freien Stimmlippenrand befindliche Veränderungen. (Im Gegensatz dazu finden sich die Sänger- oder Schreiknötchen paarweise im vorderen Stimmbanddrittel.) Larynxpapillome (beachte die Unterscheidung in juvenile und in solche bei Erwachsenen!) des Kindes- und Jugendalters finden sich meist an verschiedenen Stellen des Larynx. Diese sind zottig bis gelappt, weiß bis graurot, beetartig ausgebreitet und manchmal gestielt. Die Genese beider Erkrankungen ist grundverschieden: Stimmbandpolypen entstehen oft nach Entzündungen oder Stimmißbrauch, Papillome haben eine virale Genese ähnlich den Hautwarzen.

Ist eine Therapie bei beiden Erkrankungen — obwohl gutartig — erforderlich; wenn ja, welche?

Ja. Beide Erkrankungen haben ein gemeinsames Symptom: Heiserkeit. Dadurch kommt es zu einer stimmlichen Überbelastung, ferner ist im Extremfall bei Papillomen auch mit Atemnot zu rechnen. In beiden Fällen erfolgt die Therapie larynxmikroskopisch. Bei Stimmbandpolypen ist nach Abtragung ein Dauererfolg zu erwarten. Hingegen umfaßt die Therapie bei juvenilen Papillomen eine große Palette: Ätzbehandlungen, chirurgische Abtragungen, Ultraschalltherapie, Laserabdampfung und neuerdings Interferon sind nur einige davon. Der Grund dafür liegt in der hohen Rezidivrate. Mit Erreichung des Erwachsenenalters verschwindet die Erkrankung meist.

Eine häufige gutartige Veränderung ist das Reinkesche Ödem. Was ist darunter zu verstehen, wie kann man die Erkrankung diagnostizieren?

Zwischen dem Epithel der Stimmlippe und dem Lig. vocale findet sich ein lockerer Zwischenraum, der sogenannte Reinkesche Raum. Durch ständig einwirkende Reize, wie stimmliche Überbeanspruchung oder (und) übermäßiges Rauchen bilden sich spindelförmige Ödemsäckchen aus, die im Extremfall zu beträchtlichen atembehindernden Gebilden anwachsen können. Das Symptom ist Heiserkeit. Bei indirekter Laryngoskopie sieht man symmetrisch verdickte, gerötete Stimmlippen ohne scharfe Stimmlippenkanten. Bei der Phonation können diese Säcke flattern.

Welche Therapie ist bei einem Reinke-Ödem angezeigt?

Bei einem deutlich ausgeprägten Ödem kommt nur die larynxmikroskopische Abtragung (Dekortikation) in Betracht. Der Eingriff muß zur Vermeidung einer Synechie zweiseitig ausgeführt werden. Die Abdampfung mit dem Laser ist eine weitere Behandlungsmöglichkeit. Merke: Alle larynxmikroskopisch entfernten Veränderungen sollen grundsätzlich histologisch befundet werden!

Übergänge zu bösartigen Veränderungen

Was sind Leukoplakien, welche Bedeutung haben sie?

Leukoplakien sind herdförmige Schleimhautveränderungen, die meist durch Einwirkung chronischer Noxen entstehen und histologisch einen unterschiedlichen Aufbau zeigen. Da diese Veränderungen unter Umständen Vorstadien eines Karzinoms sein können, ist deren Kenntnis von besonderer Bedeutung. Grundsätzlich werden unterschieden: Leukoplakien *mit* und *ohne* Dysplasien. Dysplasie bedeutet Störung der Epithelschichtung und Zellstruktur mit vermehrten Mitosen und Kernatypien. Es werden drei Grade unterschieden: Bei mittel- und höhergradigen Veränderungen ist mit einer karzinomatösen Umwandlung zu rechnen, eine Behandlung (Abtragung) ist daher indiziert. Nur reine Epithelhyperplasien (ohne Dysplasien) sind spontan rückbildungsfähig.

Was besagt der Betriff „Carcinoma in situ"?

Es ist morphologisch bereits ein Karzinom, das die Basalmembran noch nicht durchbrochen hat und noch gut abgrenzbar ist. Solche Veränderungen können sich beispielsweise an den Stimmlippen als kleine Knötchen finden. Die Entfernung kann larynxmikroskopisch im Sinne einer Dekortikation erfolgen und hat erwartungsgemäß eine sehr gute Prognose. Merke: Bei derartigen Veränderungen sind postoperativ regelmäßig laryngoskopische Kontrollen (in Abständen von ca. 4 Wochen) obligat!

Bösartige Tumoren des Kehlkopfes

Welcher maligne Tumor ist im Kehlkopfbereich am häufigsten vorzufinden, welche malignen Geschwülste treten eher selten auf?

Der häufigste Tumor des Kehlkopfes ist das verhornende oder auch nichtverhornende Plattenepithelkarzinom unterschiedlicher Differenzierungsgrade, das meist über eine Dysplasie des Epithels entsteht. Andere seltene Geschwülste sind das Adenokarzinom und das verruköse Karzinom, extrem selten sind Fibro- und Chondrosarkome.

Welche Ursachen sind für das Entstehen von Larynxkarzinomen zumindest mitbestimmend?

An erster Stelle ist — ähnlich dem Bronchuskarzinom — übermäßiger Zigarettenkonsum für das Auftreten verantwortlich (siehe WHO-Statistik). Aber auch die Arbeit gewisser Berufsgruppen, wie Teer- und Asbestarbeiter bzw. vermehrte Kontamination mit Schwermetallen und ionisierenden Strahlen spielen eine Rolle. Nicht zuletzt sind es chronische Entzündungsprozesse im Kehlkopf, die über den Weg der Dysplasien zur Malignität führen können.

Die Larynxkarzinome werden topographisch in Glottis-, Subglottis- und Supraglottiskarzinome unterteilt. Welche Bedeutung kommt dieser Einteilung zu?

Je nach Lokalisation sind auch die führenden Symptome zumindest anfangs unterschiedlich: Bereits kleinste Stimmlippenkarzinome verursachen frühzeitig Heiserkeit, Tumoren anderer Lokalisation sind hingegen lange Zeit symptomlos; größer geworden, führen sie zu Schluckbeschwerden. Nach der Lokalisation richtet sich oft auch die chirurgische Therapie: Kleine Stimmlippenkarzinome können durch umschriebene Exzisionen (Chordektomie) beispielsweise erfolgversprechend behandelt werden, Epiglottiskarzinome durch supraglottische Resektionen. Die Lokalisation der Tumoren läßt auch prognostische Schlüsse zu. So sind subglottische und supraglottische Tumorlokalisationen ungünstiger zu beurteilen als Stimmlippenkrebse.

Was besagt die Klassifikation nach dem TNM-System?

Danach wird die Ausdehnung, Überschreitung von Organbereichen, ferner die regionäre- und Fernmetastasierung eingestuft. Nach dieser Einteilung sind einheitliche Richtlinien in Bezug auf Operationsplanung oder andere Therapien gegeben. Diese Einteilung läßt auch prognostische Schlüsse (Dauerheilungsrate) zu.
(Weitere Beschreibung der TNM-Klassifizierung siehe auch bei Hypopharynxkarzinomen, S. 104.)

In welchen Regionen ist eine Metastasierung bei Larynxkarzinomen zu erwarten?

Die Metastasierung erfolgt hauptsächlich über den Lymphweg. Betroffen sind in erster Linie die Halslymphknoten homolateral (entlang der Gefäßscheide, Submandibularregion, Trigonum colli laterale, nuchale Lymphknoten). Kontralaterale Metastasen kommen gelegentlich vor. Die Geschwulstlokalisation hat für die Bereiche der Metastasierung eine gewisse Bedeutung (glottische Lymphbarriere). So metastasieren beispielsweise supraglottische Karzinome vorwiegend paralaryngeal und in die tiefen kranialen parajugularen Lymphknoten. Feste Regeln lassen sich aber wegen der zahlreichen Querverbindungen der Lymphbahnen nicht aufstellen. Die hämatogene Metastasierung wird anfangs seltener, im forgeschrittenen Stadium wesentlich häufiger beobachtet; betroffen ist vor allem die Lunge. Die Häufigkeit der Metastasierung hängt ebenfalls stark von der Lokalisation ab. So findet man bei Stimmlippenkarzinomen zumindest anfangs selten regionäre Tumorabsiedelungen, bei supraglottischen oder transglottischen Geschwülsten schon bis zu 40% zum Zeitpunkt der Diagnosestellung.

Welche Symptome sind bei Kehlkopfkarzinomen führend, und wie ist in derartigen Situationen vorzugehen?

Heiserkeit, Atemnot, Fremdkörpergefühl, Husten, seltener Schluckbeschwerden und Schmerzen. Bei Auftreten dieser oder ähnlicher Beschwerden sollte innerhalb von 2 bis 3 Wochen unbedingt eine laryngologische Untersuchung veranlaßt werden. Es genügt in der Regel eine indirekte Laryngoskopie, wobei alle wichtigen Teile des Kehlkopfes eingesehen werden können. Gelingt selbst unter Oberflächenanästhesie eine sichere Beurteilung nicht, sind endoskopische Verfahren einzusetzen (flexible Optik, Winkeloptik, Larynxmikroskopie in Narkose). Auffällige Stellen sind grundsätzlich zu biopsieren.

Welche Behandlungsmöglichkeiten gibt es bei Larynxkarzinomen?

Dominierend ist die operative Therapie. Diese umfaßt von der endoskopischen Tumorexzision bis zur Larynxtotalexstirpation eine Reihe von Möglichkeiten. Die Strahlenbehandlung bietet nur bei kleinen Tumoren (T_1-Stadium) etwa gleich gute Erfolgsquoten, bei allen anderen Stadien ist diese Therapie der chirurgischen unterlegen. Die Bestrahlung wird daher meist nur noch dann eingesetzt, wenn der Patient die Operation ablehnt, vom Allgemeinzustand her oder aus internen Gründen nicht mehr operiert werden kann bzw. eine palliative Maßnahme gesetzt werden soll. Gelegentlich wird aber die Kombination Operation — Nachbestrahlung propagiert, selten eine Vorbestrahlung. Die Onkologie hat bis heute weder als alleinige noch als Zusatztherapie besondere Bedeutung erlangen können. Der Grund liegt im schlechten Ansprechen der meist sehr reifen, hochdifferenzierten Geschwülste.

Welche operativen Möglichkeiten stehen beim Larynxkarzinom zur Verfügung?

Der kleinste Eingriff ist die endolaryngeale Dekortikation, die aber nur in Ausnahmefällen — z. B. beim Carcinoma in situ — angewendet wird. Bei kleineren Tumoren des T_1-Stadiums kann die Laserabtragung eingesetzt werden, ansonst erfolgt die Tumorabtragung durch die *Chordektomie,* wobei der Eingriff endoskopisch, meist aber wegen der besseren Übersicht via Laryngofissur ausgeführt wird. Diese Operationen haben den Vorteil, die Kehlkopffunktion fast uneingeschränkt zu erhalten: Die Atmung bleibt über den normalen Weg unbehindert, die Heiserkeit ist oft nur minimal. Bei einseitigem oder umschriebenem Tumorbefall sind *Teilresektionen* des Kehlkopfes indiziert; es werden vertikale und horizontale Resektionen ausgeführt. Auch diese Operationen haben noch immer den Vorteil, die Kehlkopffunktionen einigermaßen zu erhalten: Der Patient kann zufriedenstellend sprechen, auf ein Tracheostoma kann verzichtet werden. Mitunter kann allerdings bei horizontalen Resektionen das Schlucken zu Problemen führen (Aspiration). Bei fortgeschrittenen Kehlkopfgeschwülsten (beide Seiten betroffen, subglottische Region infiltriert oder dorsale Abschnitte neoplastisch infiltriert) wird die *klassische Laryngektomie* ausgeführt. Hat die Geschwulst den Kehlkopf noch nicht durchwachsen, ist durch diesen Eingriff noch immer eine radikale Tumorentfernung möglich. Der Nachteil ist das Tracheostoma (Dauerkanülenträger) und ein Verlust der Sprache, der nur mühsam durch Erlernen der Ösophagusersatzsprache kompensiert werden kann (siehe Kapitel „Phoniatrie", S. 188). Der ausgedehnteste Eingriff ist die *Laryngektomie mit Neck-Dissektion en bloc,* wenn auch die regionären Halslymphknoten mitentfernt werden sollen. (Über Neck-Dissektion siehe „Hals", S. 162.)

Wie hoch ist die 5-Jahres-Überlebensrate beim Kehlkopfkarzinom?

Die Dauerheilungsrate ist naturgemäß von der Größe bzw. Ausdehnung, aber auch von der Lokalisation abhängig. Die beste Prognose haben Glottiskarzinome im Stadium T_1, bei der mit einer Überlebensrate von über 90% (!) gerechnet werden kann. Aber auch T_3-Stadien sind mit 60—70% noch als für Karzinome günstig einzustufen. Allein daraus ist zu ersehen, wie vorteilhaft jede Früherkennung des Tumors ist. Hoch liegt auch die Dauerheilungsrate bei Supraglottistumoren (Epiglottis) des Stadiums T_1—T_2 mit bis zu 80%! Hingegen sind subglottische und transglottische Geschwülste mit nur ca. 40—50% erfolgreich zu behandeln. Aber all diese Zahlenangaben sind in Fällen bereits nachgewiesener regionärer Metastasen zu reduzieren.

Hals

Anatomie

Aus welchen Teilen besteht der Hals?

Aus einem osteomuskulären und einem viszeralen Teil. Der Hals als Verbindung zwischen Rumpf und Kopf trägt diesen und ermöglicht dessen Bewegung. Für die klinische Orientierung werden Regionen, welche in Trigona unterteilt sind, unterschieden: z. B. Regio colli mediana mit Trigonum supra- und infrahyoidale, Regio colli lateralis mit Trigonum omoclaviculare und Trigonum caroticum.

Welche Faszienmäntel gibt es im Halsbereich?

Die Fascia colli superficialis, media und profunda. In den Logen dazwischen befinden sich die Halseingeweide, Muskeln und Gefäßnervenstränge.

Warum kann ein entzündlicher Prozeß, der zwischen oberflächlicher und mittlerer Faszie entsteht, nicht absinken?

Da diese beiden Faszien gemeinsam am Sternum und an der Klavikula inserieren und wie ein Sack wirken. Die Logen zwischen mittlerer und tiefer Faszie stehen jedoch in direkter Verbindung zum Mediastinum. Senkungsabszesse und Luftemphysem sind dort daher möglich.

Welche Spatien im Halsbereich gibt es?

Spatium colli viscerale, pharapharyngeum, submandibulare, sublinguale, submentale und parotideum.

Wo liegt der Karotissinus?

In der mit Pressorrezeptoren versehenen Ausbuchtung der Karotisgabel. Er dient der Blutdruckregulierung.

Wo liegt das Glomus caroticum und welche Funktion hat es?

In der Adventitia der medialen Bifurkationswand, es ist ca. 5 mm groß. Es ist ein Chemorezeptor und steuert in Abhängigkeit des Blut-O_2-CO_2- und -pH-Wertes Atmung, Blutdruck und Herzfrequenz. Es kann als Chemodektom entarten.

Kann man bedenkenlos die Arteria carotis externa einer Seite ligieren?

Ja, wenn man sicher ist, daß die andere Seite normal ist. Denn es bestehen ausreichend Anastomosen für die Versorgung zur Verfügung.

Welche Venenwinkel am Hals sind von besonderer Bedeutung?

Der große jugulosubklavische und der kleine jugulofaziale, denn dort finden sich die präskalenischen bzw. jugulodigastrischen Lymphknoten.

Wohin mündet der Ductus thoracicus?

In den linken jugulosubklavischen Venenwinkel. Die gesamte Körperlymphe passiert die präskalenischen Lymphknoten (Danielsche Biopsie) und geht dann ins Venensystem.

Wer versorgt die Halsmuskulatur motorisch?

Der N. accessorius, hypoglossus, trigeminus; die Ansa cervicalis profunda.

Welcher Nerv zieht am Vorderrand des Musculus scalenus anterior?

Der Nervus phrenicus.

Wie nennt man den Sammelpunkt der ventralen Äste des Plexus cervicalis?

Erbscher Punkt oder Punctum nervosum am Hinterrand des Musculus sternocleidomastoideus in der Mitte. Die Nerven, insbesondere der N. auricularis magnus, werden als autologe Transplantate zur Wiederherstellung des Nervus facialis oder Nervus hypoglossus verwendet.

Was ist der Hornersche Symptomenkomplex?

Enophthalmus, Miosis, Ptosis. Er entsteht durch medikamentöse oder tumorbedingte Blockade des Halsgrenzstranges. Die Ausschaltung des Halssympathikus wird therapeutisch verwendet als sogenannte Ganglion-stellatum-Blockade bei Hörsturz und akutem Vestibularisausfall. Die Wirkung des Sympathikus auf myogene Gefäßanteile wird aufgehoben.

Untersuchungsmethoden

Was ist bei der Inspektion des Halses zu beachten?

Die profilgebenden Strukturen und äußere Veränderungen der bedeckenden Haut, wie Fisteln, Schwellungen etc.; die Stellung des Kopfes.

Wie soll die Palpation des Halses vorgenommen werden?

Bimanuell seitenvergleichend von hinten nach vorne. Der Kopf muß durch leichte Neigung nach vorne entspannt werden.

Welche Regionen am Hals sind bei der systematischen Palpation abzutasten?

Submental-submandibulär — am Vorderrand des Musculus sternocleidomastoideus, supraklavikulär — entlang des Nervus accessorius, nuchal.

Welche Fragen hat der Befund der Palpation bei einer Veränderung zu beantworten?

Wo? Wie groß? Welche Form? Wie beweglich? Welche Konsistenz? Weiters: Pulsation? Hauttemperatur? Hautfarbe? Schmerzhaftigkeit?

Danielsche Biopsie

Welche Bedeutung hat die präskalenische (Danielsche) Biopsie?

Die vor dem Musculus scalenus anterior gelegenen Lymphknoten haben zentrale Bedeutung im gesamten Lymphsystem. Daher liegt bei ihnen eine hohe Aussagekraft bezüglich Metastasierung maligner Erkrankungen (Sarkoidose, Hodgkin, Non-Hodgkin, ...), selbst wenn sie noch nicht tastbar sind.

Welches sind die Grundzüge der Operationstechnik?

Unter Lokalanästhesie ca. 3—5 cm langer horizontaler Schnitt oberhalb der Klavikula am Hinterrand des Musculus sternocleidomasteoideus — Durchtrennung der Platysma — Kopfnicker nach medial, Musculus omohyoideus nach lateral drängen — Darstellung des präskalenischen Trigonum omoclaviculare zwischen Vena jugularis interna, Vena subclavia und Musculus omohyoideus — Nervus phrenicus große Halsgefäße und Plexus cervicalis schonen — 6 bis 8 Lymphknoten entnehmen — schichtweiser Verschluß.

Mediastinoskopie

Welche Strukturen werden bei der Mediastinoskopie einsehbar?

Das gesamte obere Mediastinum prä- und paratracheal bis zu den Abgängen beider Ohrlappenbronchien eventuell bis zum Perikard. Die Biopsie paratrachealer, tracheobronchialer und bronchopulmonaler Lymphknoten wird ermöglicht.

Wann wird dieser Eingriff notwendig?

Zur Differenzierung bei Verdacht auf Karzinommetastase, Hodgkin, Non-Hodgkin, Sarkoidose, Tbc, Thymome, Teratome, intrathorakale Strumen. Für die Beurteilung der Operabilität bei Bronchial- und Ösophaguskarzinomen.

Welche Technik wird bei der Mediastinoskopie angewendet?

In Intubationsnarkose 2 cm oberhalb des Jugulums ca. 4 cm langer Horizontalschnitt — Eingehen auf die Trachea — horizontale Inzision der prätrachealen Faszie — Mediastinoskop unter die prätracheale Faszie bis zur Bifurkation vorschieben — vor jeder Biopsie unbedingt Aspiration (Gefäßblutung).

Erkrankungen und Therapie

Welche oberflächlichen Entzündungen gibt es?

Es sind fast ausschließlich durch Staphylokokken verursachte primäre Entzündungen, wie Furunkel, Karbunkel, infizierte Atherome oder Dermoide. Sie werden nach Antibiotikatherapie in toto exstirpiert.

Wie entsteht ein Halsabszeß?

Durch forgeleitete Weichteilinfekte im Kopfbereich. Sie sind in den Faszienlogen häufig parapharyngeal und submandibulär lokalisiert.

Welche Symptome sind zu finden?

Behinderte Funktionen der Halsweichteile: Kieferklemme, Schluckbeschwerden, Schonhaltung des Kopfes. Fieber, Schüttelfrost, Thrombophlebitis kann zur Sepsis führen.

Welche Therapie soll durchgeführt werden?

Hochdosiert Antibiotika; Eröffnung und Punktion ersetzen die operative Entfernung und Drainage nicht.

Wodurch kann eine Mediastinitis entstehen?

Die häufigste Ursache ist eine Perforation des Hypopharynx bzw. der Speiseröhre bei Endoskopien, Fremdkörperentfernungen oder nach Divertikeloperationen. Senkung von Entzündungen im Viszeralraum des Halses, der zum Mediastinum hin nicht durch Fasziensack abgedichtet wird.

Welche Symptome hat ein Patient mit einer Mediastinitis?

Hohes Fieber, retrosternale, intraskapuläre Schmerzen, Hautemphysem, Einflußstauung, schweres Krankheitsgefühl.

Welche Therapie wird durchgeführt?

Unter antibiotischer Abschirmung operative Eröffnung des hinteren oberen oder vorderen Mediastinums. Noch immer hohe Letalität (bis 50%).

Welche Befunde sind bei einer Aktinomykose zu erheben?

Brettharte Infiltrate am Hals, Wange oder Mundboden mit chronisch fistulierender Entzündung verbunden, relativ wenig Schmerzen. Die darüberliegende Haut ist meist livid verfärbt.

Lymphadenitis colli

Welche Arten der Lymphadenitis colli gibt es?

a) Die unspezifische,
b) die spezifische.

Welche Symptome sind bei einer unspezifischen Lymphadenitis zu finden?

Akut schmerzhafte oder gering dolente, harte chronische Schwellungen von Lymphknoten, deren Lokalisation direkt abhängig ist von einem entzündlichen Primärherd. Dieser kann bereits abgeheilt sein, die zervikoregionäre Lymphknotenschwellung aber noch lange bestehen, wie dies bei Kindern oft der Fall ist.

Welche Behandlung ist angezeigt?

Die Therapie des Entzündungsherdes. Im Zweifelsfall ist Lymphknotenexstirpation und histologische Untersuchung angezeigt, besonders bei persistierenden oder rezidivierenden Knoten und solchen, die einem Herd topographisch nicht entsprechen.

Welche Erkrankung kann Ursache für eine lymphonoduläre Fisteleiterung sein?

Tuberkulose, infizierte branchiogene Zysten, Tumoren, Tularämie, Katzenkratzkrankheit. Eine operative Sanierung mit histologischer Untersuchung des Präparates ist indiziert.

Welche spezifische Lymphadenitiden gibt es?

Tuberkulose, Lues, Sarkoidose, Katzenkratzkrankheit, Tularämie, Toxoplasmose, etc.

Warum gibt es heute noch eine Halslymphknotentuberkulose?

Sie tritt vorwiegend als postprimäre hämatogene Exazerbationserkrankung auf, betrifft vor allem ältere Menschen mit Resistenzsenkung. Die Lymphome können beidseitig, eingeschmolzen, fluktuierend, sehr groß, auch derb sein und sind kaum dolent. Nach Lungentuberkulose oder anderer Organtuberkulose ist zu suchen. In verkästen oder verkalkten Knoten können die Tuberkelbazillen Jahrzehnte überleben.

Wodurch wird der Erreger nachgewiesen?

Durch den histologischen und bakteriologischen Befund.

Welche Behandlung soll erfolgen?

Die medikamentöse mit Isoniazid, Rifampicin, Ethambutol. Die chirurgische, wenn sich Lymphknoten von > 2 cm nicht zurückbilden, Kalkeinlagerungen zu finden sind und eine Einschmelzung stattgefunden hat, ferner Fisteln aufgetreten sind oder eine Drei-Etagen-Tbc vorliegt (Lymphknoten-Weichteilabszeß-Hautbefall).

Wann tritt bei einem luetischen Primäraffekt im HNO-Bereich die regionäre Lymphknotenschwellung auf?

Ein bis zwei Wochen nach Auftreten des Primäraffektes meist eine indolente Schwellung. Im Rahmen der Lues II.

Welche Symptome sind bei der Sarkoidose (Morbus Besnier-Boeck-Schaumann) zu finden?

Mediastinale, supraklavikuläre, periphere und retroperitoneale Lymphknotenvergrößerung. Mitbeteiligung von Parotis, Tränen- und andere Speicheldrüsen. Fazialisparesen. Blaßrötliche granulierende Areale an der Schleimhaut im gesamten HNO-Bereich möglich.

Wie wird die Diagnose gesichert?

Durch die spezifischen Befunde im Thorax-Röntgen. Kveim-Test. Lymphknotenbiopsie (Danielsche). Als Differentialdiagnose ist in erster Linie an eine Tbc zu denken (Histologie).

Welches Medikament wird als Therapeutikum eingesetzt?
Kortikosteroid.

Welche Symptome zeigen sich bei einer Katzenkratzkrankheit bzw. Tularämie?
Primäraffekt an der Haut oder Mundschleimhaut mit Pusteln, die zu Ulzeration neigen. Nach ein bis fünf Wochen dolente regionäre Lymphknotenschwellung oft mit Einschmelzung. Die Diagnose wird durch den histologischen Befund einer Lymphknotenbiopsie gestellt.

Wer ist Verursacher der Katzenkratzkrankheit?
Das Katzenkratzvirus (noch nicht sicher isoliert), welches von Katzen, Hunden und Nagetieren auf den Menschen übertragen wird.

Wer ist der Erreger der Tularämie?
Pasteurella tularensis. Zoonose der Nager, besonders der Feldhasen. Übertragung auch durch Zecken möglich.

Wie erfolgt die Behandlung?
Sehr oft Spontanheilung. Manchmal operative Therapie der Lymphome erforderlich. Therapie der Wahl bei Tularämie: Streptomycin.

Welche Symptome sind bei der erworbenen Toxoplasmose zu finden?
Das Krankheitsbild ist grippeähnlich, mit subfebriler Temperatur bis zu 8 Wochen. Lymphknotenschwellung: nuchal, periaurikulär, Kieferwinkel, supraklavikulär, axillär. Ein Erstbefall der Mutter während der Schwangerschaft kann eine Früh- oder Totgeburt verursachen.

Wer ist der Erreger der Toxoplasmose?
Toxoplasma gondii; in rohem Fleisch oder Katzenkot zu finden. Es besteht ein sehr hoher Durchseuchungsgrad in der Bevölkerung (bis 80%). Viele Erkrankungen verlaufen subklinisch.

Wie wird die Diagnose gefestigt?

Durch die Dynamik verschiedener Antikörpertitertests, das heißt vierfacher Anstieg (Sabin-Feldmann, indirekter Immunfluoreszenztest, Komplementbindungsreaktion).

Welches ist die Therapie der Wahl?

Sulfonamide.

Halsverletzungen

Wodurch kann eine Verletzung im Halsbereich erfolgen?

Durch einen Verkehrsunfall, Schuß, Stich, Schnitt (Selbstmord).

Welche Folgen hat ein stumpfes Trauma im Halsbereich?

Sofort: Bildung einer Schwellung durch Hämatome oder/und Emphyseme infolge von Kontinuitätsdefekten im subglottischen, trachealen oder hypopharyngealen Bereich. Durch Box- und Karatehiebe oder Kontusionen durch ein Lenkrad kann durch Druck auf den Karotissinus Asystolie eintreten.
Später: Stenosen durch schrumpfende Narben.

Worin liegt die Gefahr bei offenen Verletzungen am Hals?

Blutung aus den großen Halsgefäßen. Beim sogenannten Selbstmörderschnitt werden jedoch die Karotiden durch die Musculi sternocleidomastoidei geschützt. Bei Eröffnung der großen Halsvenen tödliche Luftembolie möglich (ca. 20 ml). Nervenverletzungen.

Wie soll die Behandlung erfolgen?

Am Unfallort Kompression der Gefäße. Oberkörper tief lagern, ein Ansaugen von Luft in die Hohlvene ist zu verhindern (Luftembolie), Schockbekämpfung. In der Klinik Rekonstruktion der Gefäße und Nerven und schichtweiser Verschluß der Wunde.
Bei offener Verletzung der Carotis interna oder communis bei Überlebenden oft zerebrale Ausfälle. Manchmal Fistel zwischen Karotis und Vena jugularis interna.

Mißbildungen im Halsbereich

Wie erklärt man sich die Entstehung von lateralen Halszysten und -fisteln?

In der 6. Embryonalwoche entsteht durch Verstreichen der 2., 3. und 4. Kiemenfurche der Sinus cervicalis. Normalerweise bildet er sich in der weiteren Entwicklung vollständig zurück. Das Persistieren des Sinus cervicalis ohne Öffnung nach außen führt zur lateralen Halszyste, mit Gang nach außen zur lateralen Halsfistel. Neuerdings wird auch eine Einschmelzung zervikaler Lymphknoten diskutiert.

Welcher Befund läßt sich bei einer lateralen Halszyste erheben?

Ovale prall elastische, fluktuierende Resistenz, die aufgrund einer Begleitentzündung sehr derb und dolent sein kann, mindestens fünf Zentimeter im größten Durchmesser im Karotisdreieck. Der Inhalt der Empithelzyste ist ein grünlichgelbes Sekret. Die maligne Entartung ist äußerst selten. Bevor man diese Diagnose als endgültig bezeichnet, muß man immer nach einem Primum im HNO-Bereich suchen.

Welche Behandlung wird erfolgreich sein?

Die vollständige chirurgische Exstirpation.

Wo ist die kutane Öffnung einer lateralen Halsfistel lokalisiert?

Stets am Vorderrand des Musculus sternocleidomastoideus.
Abstammung vom 2. Kiemenbogen — Höhe Trigonum caroticum; 3. Kiemenbogen — Ringknorpelniveau; 4. Kiemenbogen — Jugulum sterni.
Sie ist meist gerötet und geschwollen, auf Druck entleert sich meist entzündliches Sekret.

Wo endet der Fistelgang?

Im seitlichen Pharynx; dort kann eine Öffnung zum Rachen sein. Der Fistelgang kann auch blind mit Verzweigungen enden.

Worauf ist bei der Exstirpation zu achten?

Auf die restlose Entfernung, denn Rezidive bilden sich unweigerlich beim Zurücklassen von Epithelinseln. Die Präparation wird durch Lupenbrille und Farbstoffinjektion erleichtert.

Wodurch entstehen mediane Halszysten und -fisteln?
Durch Persistieren des Ductus thyreoglossus.

Welche Befunde können erhoben werden?
Kirsch- bis apfelgroße prallelastische Resistenzen. Die Fisteln sind stets median um das Zungenbein gelegen und schluckbeweglich, meist sind sie bis zum Zungenbeinkörper sondierbar.

Worauf soll bei der chirurgischen Entfernung geachtet werden?
Auf die Mitentfernung des Zungenbeines, da in diesem Bereich oft Epithelinseln bestehen bleiben, die Anlaß zu Rezidiven geben.

Welche muskuloskelettale Defekte im Halsbereich erlangen klinische Bedeutung?
Das Halsrippensyndrom und das Klippel-Feil-Syndrom.

Was versteht man unter einem konnatalen Schiefhals?
Eine muskulofibröse Verkürzung des M. sternocleidomastoideus, verursacht durch intrauterine Traumen oder solche, die während der Geburt entstehen. Eine plastisch-chirurgische Korrektur ist spätestens bis zum 2. Lebensjahr notwendig.

Welche Ursachen für einen Schiefhals gibt es sonst?
Entzündungen, Tumoren, Neck-Dissektion, Akzessoriuslähmung, Rheuma, Myositiden, Scalenussyndrom, Torticollis epistrophealis, Trauma, Schonhaltung bei Halsabszessen, Bezoldsche Mastoiditis, einseitiger Labyrinthausfall, ferner psychogen-neurotische und okulär-reflektorische Gründe.

Vaskuläre Tumoren im Halsbereich

Welche Tumoren vaskulärer Genese kann es im Halsbereich geben?
a) Hämangiome.
b) Lymphangiome (Hygroma cysticum).
c) Glomus caroticum (Chemodektom, nichtchromaffines Paragangliom).

Wo befindet sich fast stets im HNO-Bereich ein Naevus flammeus?

In Gesicht und Nacken symmetrisch median; sie stellen oft ein kosmetisches Problem dar. Blutungen treten spontan oder durch Bagatelltraumen auf. Sie sind zu $2/3$ kutan, der Rest subkutan oder tiefer gelegen. Nach einem beschleunigten Wachstum der meist planen Tumoren kommt es fast immer in der Kindheit zum Wachstumsstillstand. Spontane Rückbildung nicht selten.

Wann und wie wird ein Naevus flammeus behandelt?

Wenn öfters Blutungen auftreten oder eine grobe Entstellung vorliegt. Neben mehrzeitigen plastisch-chirurgischen Eingriffen wird auch der Laser verwendet.

Wodurch entstehen Lymphangiome?

Die kapillären, kavernösen und zystischen Lymphangiome entstehen aus versprengten Teilen der embryonalen Lymphgefäßanlage und sind vorwiegend laterozervikal zu finden.

Welche Symptome können auftreten?

Aufgrund der oft beachtlichen Größe ein Geburtshindernis; ferner Stridor, Zyanose, Parotisschwellung, Schiefhaltung des Halses.

Was ist die Therapie der Wahl?

Ein- oder mehrzeitige Operation unter Schonung vitaler und nervaler Strukturen. Punktion nur bei Lebensbedrohung. Nicht strahlensensibel.

Woraus besteht der Tumor des Glomus caroticum?

Aus präkapillären arteriovenösen Kurzschlüssen mit chemorezeptorischen, nicht-chromaffinen Paragangliomzellen. Dieser Tumor entartet bis zu 10%.

Welche Symptome sind zu finden?

Indolente Schwellung in der Karotisgabel, sehr langsam wachsend, bis 70% klinisch unauffällig, Globusgefühl, Dysphagie, Horner, Sinus-caroticus-Syndrom (Schwindel, Ohrensausen, Schweißausbrüche). Gute Darstellbarkeit im Ultraschall und in der Subtraktionsangiographie.

Warum ist eine Biopsie verboten?

Lebensbedrohende Blutung ist sehr wahrscheinlich.

Welche Behandlungen sind sinnvoll?

Der Tumor ist strahlenresistent und daher zu operieren, falls der Patient nicht älter als 65 Jahre ist. Eine besonders sorgfältige subadventitielle Ausschälung hat zu erfolgen, um Verletzungen der Carotis communis und interna zu vermeiden.

Wodurch können Aneurysmen im Halsbereich entstehen?

Diese pulsierenden, bei Auskultation zischenden Schwellungen können als Ursache haben:
a) konnatale Traumen oder Mißbildungen,
b) postnatale Traumen (Stich, Schnitt, stumpfes Trauma).
Die Angiographie gibt genaue Auskunft über die Ausdehnung.

Welche bösartigen Gefäßtumoren gibt es am Hals?

Das Angiosarkom und Hämangiperizytom: strahlen- und chemotherapieresistent, besonders schlechte Prognose.

Neurogene Tumoren am Hals

Wovon leiten sich neurogene Tumoren am Hals ab?

Entweder vom vegetativen Nervensystem oder von Nervenscheiden peripherer Nerven. Es entwickeln sich aus den Schwannschen Zellen Neurofibrome und Neurilemmome (Schwannome). Der Morbus Recklinghausen ist eine generalisierte Neurofibromatose. Die langsam wachsenden und fast nie entarteten Tumoren sind derb und wechselnd stark dolent. Die operative Entfernung bringt auch die endgültige histologische Diagnose.
Stumpfneurome entstehen bei Durchtrennung peripherer Nerven z. B. bei einer Neck-Dissektion. Sie können erheblichen Schmerz verursachen und müssen, auch um ein Rezidiv auszuschließen, operativ entfernt werden.

Zervikale Lipome

Welche Lipome am Hals sind zu unterscheiden?
a) Einfache — langsam wachsend, solität, subkutan.
b) Madelungscher Fetthals, bevorzugt im Nacken.
c) Ventrale Lipomatose — Beginn als Doppelkinn wächst intramuskulär berufsbedingt (Lösungsmittel?).

Welche Therapie ist erforderlich?
Die chirurgische Entfernung, bei einfachen Lipomen meist aus kosmetischen Gründen.

Morbus Hodgkin (Lymphogranulomatose)

Warum hat diese Erkrankung für den HNO-Arzt eine große Bedeutung?
Weil die Frühmanifestation in 60—80% in den Halslymphknoten zu finden ist. Die Allgemeinsymptomatik ist unspezifisch mit Müdigkeit, Juckreiz, Gewichtsverlust, Nachtschweiß und Fieber.

Welcher Befund am Hals kann erhoben werden?
Die befallenen Lymphknoten sind indolent, derb, meist verschieblich, bilden Konglomerate, und sind oft nach Alkoholikagenuß schmerzhaft. Die Größe kann wechseln.

Wie wird die Diagnose gestellt?
Durch ein Staging: Röntgen (Thorax ...), Beckenkammbiopsie, Histologie (Hals oder Mediastinum).
Danach Stadieneinteilung.
In ca. 10% kann auch ein extranodulärer Befall (Rachen, Gastrointestinaltrakt, Haut, Skelett) vorliegen.

Welche Therapiemöglichkeiten stehen zur Verfügung?
In den Stadien I—III A ist die Strahlentherapie am günstigsten, in den Stadien III B—IV die Chemotherapie.

Wovon ist die Prognose abhängig?

Vom histologischen Befund und dem Ansprechen der Therapie.

Non-Hodgkin-Lymphome

Welches sind die Grundlagen der Klassifizierung beim Non-Hodgkin-Lymphom?

Die histomorphologische Einordnung unter Beachtung immunologischer Merkmale der entnommenen Lymphknoten oder Biopsien extranodulärer Herde im HNO-Bereich. Die Klassifizierung ist wiederum Grundlage für Therapie und Prognose.

Wie teilt die Kieler Klassifikation die Non-Hodgkin-Lymphome ein?

In solche niedriger Malignität: lymphozytisch, lymphoplasmozytisch/-zystoid, plasmozytisch, zentrozytisch, zentroblastisch/zentrozytisch und in solche hoher Malignität: zentroblastisch, lymphoblastisch (B, T, U, etc.), immunoblastisch.

Welche Symptome sind zu erwarten?

Lymphknotenschwellungen, extranoduläre Manifestation im HNO-Bereich, allgemein-somatische, große Tendenz zur Systematisierung.

Welche Therapie wird angewendet?

Die kombinierte Radiochemotherapie.

Lymphknotenmetastasen

Was stellen die Lymphknoten dar?

Mechanische Filter und immunbiologische Barrieren, die in den Lymphabstrom aus dem Tumorgebiet eingeschaltet sind. Der Zustand wird nach der UICC mittels Tastbefund charakterisiert. N 0 bis N 3 der TNM-Klassifikation. Davon abgeleitet wird die Stadieneinteilung (I—IV) (siehe Kapitel „Rachen", S. 104).

Was spricht für die maligne Infiltration eines Lymphknotens?

Immobilität.

Wovon hängt die lymphogene Metastasierungsfrequenz und damit die Prognose der malignen Erkrankung ab?

Histoeigenschaft des Tumors, Ausprägung der Lymphdrainage, diagnostische Latenz, Primärtumorgröße, Gesamt- und Lokalabwehr. Die Lymphe des Halses durchströmt meist drei Lymphknotenstationen bevor sie in den venösen Kreislauf gelangt. Fast immer wird die lokoregionäre Gruppe zuerst befallen. Bei ca. 20% der Tumorpatienten ist eine kontralaterale Metastasierung zu beobachten. Beidseitiger Lymphknotenbefall tritt auf bei Tumoren der Mittellinie (Nasopharynx, Zungengrund, Gaumen, Postkrikoid) und bei weit fortgeschrittenen.

Kann die Palpation sicher aussagen, ob eine Metastase vorliegt?

Nein, denn ca. 30% der vergrößerten Knoten sind histologisch tumorfrei und ca. 50% der klinisch auffälligen sind befallen. Fixierte Lymphknoten sind fast stets Metastasen.

Was ist die Virchowsche Drüse?

Lymphknoten supraklavikulär im großen Venenwinkel des Halses, links am Einfluß des Ductus thoracicus. Ein metastatischer Befall dieser Knoten bedeutet eine operative Kontraindikation bei abdominellen, gynäkologischen und intrathorakalen Karzinomen und ist ein Signum mali ominis.

Neck-Dissektion (Halslymphknotenausräumung)

Welche ist die Therapie der Wahl bei Halsmetastasen von HNO-Karzinomen?

Die kurative Neck-Dissektion ist bei gesicherten Metastasen der strahlentherapeutischen überlegen.

Welche Voraussetzungen für die Neck-Dissektion sind zu beachten?

Keine Fernmetastasen (Lunge, Leber, Knochen ...), vollständige Entfernung des Primärtumors, guter Allgemeinzustand.

Welches Ziel wird mit der radikalen Neck-Dissektion verfolgt?

Das gesamte Lymphsystem (Gefäße und Knoten) en bloc zwischen oberflächlicher und tiefer Halsfaszie in Abhängigkeit vom Primärtumor zu entfernen (einschließlich Vena jugularis interna, Musculus sternocleidomastoideus, Nervus accessorius).

Welche Lymphknotengruppen werden dabei erfaßt?

Submentale, submandibuläre, prä- und retroaurikuläre, parotideale, juguläre (tiefe, oberflächliche, obere, mittlere, untere), supraklavikuläre, um den Nervus accessorius gelegene.

Welche anatomischen Grenzen werden bei der radikalen Neck-Dissektion eingehalten?

Oben die Schädelbasis, unten Höhe der Klavikula, hinten der Vorderrand des Musculus trapezius, medial der seitliche Larynx bzw. bei Laryngektomien der seitliche Pharynx.

Worauf ist bei den Hautschnitten zu achten?

Ausreichender Zugang zum Operationsgebiet, Durchblutung der Haut, Schutz der Arteria carotis.

Was ist eine funktionelle Neck-Dissektion?

Eine Form der Neck-Dissektion, wobei der Musculus sternocleidomastoideus, N. accessorius, die Vena jugularis interna und andere funktionell bedeutende Strukturen belassen werden. Meist als Neck-Dissektion der „zweiten" Seite.

Was versteht man unter einer elektiven bzw. systematischen Neck-Dissektion?

Die Halsweichteilausräumung bei nicht tastbaren Knoten; erfahrungsgemäß ist aber hohe Metastasierungsrate des Primärtumors (Oro-/Hypopharynx, Subglottis, Zungengrund, Parotis) zu erwarten. In bis zu 70% sind dann bei histologischer Aufarbeitung keine Metastasen zu finden.

Warum ist die isolierte Entnahme von Lymphknoten obsolet?

Da die Gefahr retrograder, irregulärer und kontralateraler Metastasierung vergrößert wird.

Schilddrüse

Die Schilddrüse ist Zielgebiet welcher Fachrichtungen?

HNO, interne Medizin, Chirurgie, Nuklearmedizin.

Kann eine vergrößerte Schilddrüse euthyreot sein?

Ja, die Größe der Schilddrüse läßt keinen Schluß auf die Funktion zu, obwohl die Struma meist mit einer Unterfunktion verbunden ist.

Ist ein kaltes Adenom weiter abzuklären?

Ja, denn es kann ein Malignom vorliegen.

Was ist der Lobus pyramidalis der Schilddrüse?

Ein Rest des Ductus thyreoglossus der sich in der Medianen bis zum Zungenbein erstrecken kann.

Was ist eine Zungengrundstruma?

Ein dystopische Schilddrüsenanlage.

Warum muß sich ein Patient, bei dem ein chirurgischer Eingriff an der Schilddrüse vorgenommen wird, prä- und postoperativ einer laryngologischen Untersuchung unterziehen?

Um prä- bzw. postoperative Schäden der Nervi recurrentes festzustellen.

Speicheldrüsen

Wie werden die Speicheldrüsen eingeteilt?

a) Große Speicheldrüsen: Glandula parotis, Glandula submandibularis, Glandula lingualis.
b) Kleine Speicheldrüsen: auf der Zunge, am oberen Tonsillenpol, an der Wangen- und Lippenschleimhaut und am Gaumen.

Warum ist die Pathologie und damit die Therapie der beiden großen Kopfspeicheldrüsen unterschiedlich?

Weil die Entwicklung und der Aufbau der beiden Drüsen unterschiedlich sind.

ERKLÄRUNG: a) Die Glandula submandibularis ist eine in sich abgeschlossene, abgekapselte subfaszial gelegene Drüse, die von einer Stelle aus gefäßmäßig versorgt wird.
b) Die Glandual parotis ist eine subkutan gelegene Drüse, die keine einheitliche Kapsel besitzt und von mehreren Gefäßen diffus versorgt wird. Das Drüsengewebe der Parotis wächst in embryonales Mesenchym vor. Dieses Mesenchym besitzt zeitlebens die Fähigkeit zur Bildung von Blutgefäßen, Lymphknoten und Fettspeicherung. Der Nervus facialis zieht mitten durch die Drüse und verzweigt sich innerhalb dieser flächenförmig in seine Hauptäste.

Was sind die Haupterkrankungen der Speicheldrüsen und in welchem Verhältnis zueinander steht ihre Häufigkeit?

a) Entzündungen, Sialosen und Tumoren.
b) Die Häufigkeit des Vorkommens liegt im Verhältnis 100 : 10 : 2.

Welche akuten Speicheldrüsenentzündungen gibt es?

a) Unspezifische Entzündungen durch reduzierten Allgemeinzustand, bedingt durch andere schwere Erkrankungen.
b) Virale Entzündungen, meist durch Mumpsviren, aber auch Zytomegalie und andere.

ERKLÄRUNG: a) Meist verursacht durch Streptokokken, Staphylokokken und Pneumokokken. Symptome: Derber, schmerzhafter Tumor in 25% bds., oft ohne Fieber (wegen schlechtem Allgemeinzustand). Eitriges Sekret aus den Ausführungsgängen aus-

drückbar. Therapie: Antibiotika, Antiphlogistika, Speichelsekretion anregende Medikamente, Bekämpfung der Grundkrankheit.
b) Schmerzhafte Schwellung einer oder mehrerer Speicheldrüsen, Fieber, klare bis trübe aber nichteitrige Sekretion aus den Ausführungsgängen.
Diagnosestellung durch Anamnese (endemisches Auftreten, Durchseuchung der Bevölkerung in Mitteleuropa 75%), klinisches Bild, serologische Tests.
Therapie: mit Antiphlogistika.
Auftreten von Komplikationen, wie Orchitis, Meningitis, Innenohrschwerhörigkeit möglich.
Prophylaxe: Impfung.

Welche spezifischen Entzündungen der Speicheldrüsen gibt es?

a) Tuberkolose.
b) Aktinomykose.
c) Lues.
d) Strahlensialadenitis.

ERKLÄRUNG: a) Selten, meist lymphogen oder hämatogen vom Lymphknoten innerhalb des Parotisgewebes ausgehend.
b) Seltenes Vorkommen. Erreger bleibt als Saprophyt in der Mundflora, durch Änderung des Milieus kann er pathogen werden. Diese wenig schmerzhafte entzündliche Schwellung wird durch Punktat gesichert und mit Penizillin therapiert.
c) Lues gilt als Rarität.
d) Strahlensialadenitis: Zerstörung des Parenchyms, führt zur Sklerose. Bei geringer Strahlendosis Schädigung reversibel, bei höherer Dosis irreversibel. Als Differentialdiagnose gegenüber Metastasen von Bedeutung.

Was ist die Ursache von chronischen Speicheldrüsenentzündungen?

Kanalikuläre Infektionen durch Gangabnormitäten, schlechten Zahnstatus, vorhergegangene Entzündungen, funktionelle oder pathophysiologische Störungen (schlechter Prothesensitz, Kieferanomalie, einseitige Ernährung mit wenig Speichelanregung) oder hormonell. Dadurch aufsteigende Infektionen mit vor allem Streptokokken und Staphylococcus aureus.

ERKLÄRUNG: Da die Ursache meist schwer zu erkennen bzw. zu beheben ist, langwieriges, oft therapieresistentes, Krankheitsbild.

Wie äußert sich das Bild der Sialolithiasis?

Plötzliches schmerzhaftes Anschwellen, meist nach dem Essen, einer der großen Speicheldrüsen und deren Umgebung.

ERKLÄRUNG: Durch Änderung der Speichelzusammensetzung und chronische Entzündung entstehen meist Kalziumphosphatsteine. 90% dieser befinden sich in der Glandula submandibularis, vor allem in deren Ausführungsgang. Wenn dieser verlegt wird, kommt es zu der oben beschriebenen Symptomatik.

Wie behandelt man Speichelsteine?

Prinzipiell sollten sie durch Gangschlitzung oder Drüsenexstirpation (bei der Glandula submandibularis) entfernt werden. Im akuten Zustand helfen Analgetika, Antiphlogistika und Antibiotika.

ERKLÄRUNG: Vor der Entfernung ist eine genaue Lokalisation der Steine nötig; dies ist durch die klinische Untersuchung (Sondierung) und vor allem der Sonographie aber auch des Leerröntgens möglich (80% der Speichelsteine sind schattengebend).

Was versteht man unter Sialosen?

Dies sind rezidivierende, nichtentzündliche, nichttumoröse, meist schmerzfreie Schwellungen der großen Speicheldrüsen mit verminderter Speichelproduktion.

ERKLÄRUNG: Die Ursachen sind unterschiedlich, wie z.B. Dysregulation der Hormone, neurogene Störungen oder dystrophisch-metabolisch. Diagnose und Therapie gehen über den Fachbereich hinaus, da die Grunderkrankung gefunden und therapiert werden muß.

Wie hoch ist die Häufigkeit von Speicheldrüsentumoren?

a) 85% aller Speicheldrüsen-Tumoren finden sich in der Glandula parotis.
b) Der Prozentsatz an malignen Tumoren in der Glandula beträgt 33%, in der Glandula submandibularis 55%.
c) Gutartige Tumoren treten im mittleren Lebensalter (30—60 Jahre), bösartige Tumoren im höheren Lebensalter (60—70 Jahre) vermehrt auf.

Wie werden benigne Parotistumoren therapiert?

Durch partielle Parotidektomie unter Erhaltung des Nervus facialis.

ERKLÄRUNG: Der häufigste benigne Tumor ist das Pleomorphadenom. Dieser Tumor kann nach vielen Jahren maligen entarten und muß deshalb im Gesunden entfernt werden. Der zweithäufigste Tumor, das Zystadenolymphom, kann multizentrisch auftreten. Deshalb sollten möglichst alle pathologischen Herde entfernt werden.

Wie ist die Prognose von malignen Speicheldrüsentumoren?

Je nach histologischem Bild unterschiedlich, insgesamt jedoch ungünstig.

ERKLÄRUNG: Aufgrund des schnellen Wachstums, selbst bei ausgedehnter Operationstechnik (eventuell mit Rekonstruktion des Nervus facialis), kaum rezidivfrei zu therapieren. Die meisten Tumoren sind nicht strahlensensibel.

Phoniatrie

Was ist Phoniatrie?

Phoniatrie ist ein ärztliches Spezialgebiet, hervorgegangen aus der HNO-Heilkunde, welches sich mit Physiologie, Pathologie, Klinik und Rehabilitation von Stimme, Sprache und Sprechen beschäftigt.

Was ist Logopädie?

Ein nichtärztlicher Medizinalberuf. Als diplomierte Logopäden sind Assistenten des medizinisch-technischen Dienstes tätig, welche auf Anordnung und in Zusammenarbeit mit Phoniatern und/oder Otorhinolaryngologen mit Aufgaben aus der Diagnostik und Therapie von Hör-, Stimm- und Sprach-Sprech-Störungen betraut werden.

Unterscheidet sich eine phoniatrische Untersuchung von einer HNO-ärztlichen Untersuchung?

Ja, zusätzlich zur HNO-Untersuchung sind noch weitere Untersuchungen und eine erweiterte Anamneseerhebung nötig.

Welche Fragen hat man bei einer phoniatrischen Anamnese zusätzlich zu stellen?

Fragen nach Funktionen und Dysfunktionen der Sprache, des Sprechens, der Stimme, des Lesens, des Rechnens und des Schreibens (z. B. bei Aphasien). Fragen zur Erfassung der Ursachen und des Beginns der Veränderungen.
Solche Fragen sind sehr vorsichtig zu stellen, da Kommunikationsgestörte oft sehr sensibel sind.
Bei Erwachsenen frägt man auch, seit wann und in welchem Zusammenhang die Störungen aufgetreten sind (seit Kindheit, nach Unfall, nach Schock, nach zerebralem Insult, nach starker beruflicher Belastung, nach Verkühlung usw.).

Sind bei Kindern weitere Fragen für die phoniatrische Diagnostik wichtig?

Ja, man muß auch nach der Sprach- und Sprechentwicklung sowie nach der Stimmentwicklung fragen. Neben Fragen nach den physischen Reifungszeichen sind auch Fragen nach der psychischen Reifung notwendig. Dazu gehören auch Fragen nach dem sozialen Verhalten und Erziehungsschwierigkeiten zur Erfas-

sung der Gesamtpersönlichkeit. Die prä-, peri- und postnatale Phase müssen ebenso durchleuchtet werden wie die Umweltfaktoren.
Zur Anamneseerhebung kommt noch die genaue Beobachtung des Patienten sowie die Frage nach dem subjektiven Empfinden.

Welche Untersuchungen gehören zur phoniatrischen Diagnostik?
Prüfung der Sprache und des Sprechens, Prüfung der Atmung, Prüfung der Stimme. Dazu kommen die verschiedenen Methoden instrumenteller Untersuchung.

Welche psychologischen Tests sollen durchgeführt werden?
Entwicklungstests, Intelligenztests und Wahrnehmungstests.

Stimmphysiologie

Wie unterscheiden sich Singen und Sprechen?
Die Stimmbildung erfolgt mit den gleichen Organen und nach gleichen physiologischen Grundsätzen. Beim Gesang überwiegt die bewußt gesteuerte Stimmbildung und Klangformung. Beim Sprechen laufen die stimmlichen Funktionen weitgehend unbewußt ab. Außerdem steht beim Sprechen das konsonantische und beim Singen das vokalische Element im Vordergrund.

Kann die Stimme etwas über die Persönlichkeit aussagen?
Ja, in der Stimme kommen unter anderem Freude, Schmerz ... zum Ausdruck. Man kann sagen, daß die Stimme über die seelische Verfassung eines Patienten Auskunft gibt.

Wodurch wird der Stimmklang definiert?
Jede Stimme hat einen bestimmten Klang. Dieser wird definiert durch Tonhöhe, Zahl und Amplitude der Obertöne und Lautstärke.

Welche Funktionen hat das Ansatzrohr?
Zwei, nämlich eine artikulatorische zur Formierung von stimmhaften und stimmlosen Phonemen und eine phonatorische im Sinne der Beeinflussung des Klangcharakters der Stimme.

Welche Phonationstheorien sind die bedeutendsten?

1. Die myoelastische aerodynamische oder klassische Theorie nach Johannes Müller: Die Stimmlippen werden zwar beim Phonieren zunächst über das Zentralnervensystem eingestellt, dann aber passiv mittels bestimmter Atemdrucke bewegt. Nach dieser Theorie sind die aerodynamischen Größen die wesentlichen stimmbildenden Parameter.
2. Die neurochronaxische Theorie nach Husson: Stimmlippenschwingungen durch Nervenimpulse und muskuläre Aktionen — diese Theorie wird heute abgelehnt.

Haben die Stimmlippen eine bestimmte Länge?

Die diesbezüglichen Angaben schwanken sehr. Man weiß aber heute, daß sich die Stimmlippenlängen bei jedem einzelnen über den gesamten Tonumfang bis zu 5 mm ändern können.

Wie sind die Stimmlippen der einzelnen Stimmgattungen beschaffen?

Sopran und Tenor: kurz und breit, Alt und Baß: lang und schmal. Eine zusätzliche Bemerkung zur Stimmlippenlänge: Die klinische Bedeutung für die Klassifizierung der Stimmen ist gering, da die Meßmethoden sehr ungenau sind.

Wie ist der Schwingungsablauf an den Stimmlippen?

Die Bewegungsform der Stimmlippen setzt sich aus einer horizontalen und einer vertikalen Komponente zusammen.

Welche Phasen des Schwingungsablaufes unterscheidet man an den Stimmlippen?

Die Öffnungsphase als Voraussetzung für die Respiration und die Schließungsphase als Voraussetzung für die Phonation.

In welchem Verhältnis steht die Dauer des Glottisschlusses zur Tonhöhe?

Je höher der Ton, desto kürzer die Phase des Glottisschlusses (= zunehmende Stimmlippenspannung und Schwingungsfrequenz).

In welcher Beziehung steht die Dauer der Glottisöffnung zur Lautstärke?

Die Glottisöffnungszeit wird bei zunehmender Lautstärke immer kürzer, und zwar infolge der Beschleunigung der Schließungsbewegung der Stimmlippen durch die größeren aerodynamischen und elastischen Rückstellkräfte.

Was ist die Stimmbildung?

Eine stimmhafte Form der Ausatmung. Das ist möglich durch Verengung der Glottis durch in Medianstellung tretende Stimmlippen und Erhöhung des subglottischen Druckes. Dadurch werden die Stimmlippen in dreidimensionale Schwingungen versetzt.

Wovon ist die Tonhöhe abhängig?

Von der Zahl der Stimmlippenschwingungen pro Sekunde.

Von welchen Faktoren ist die Zahl der Stimmlippenschwingungen pro Sekunde abhängig?

Elastizitätskoeffizient, schwingende Masse, Stimmlippenspannung, Atemstromgeschwindigkeit, Anblasedruck und Stimmlippenlänge.

Was ist die isometrische Kontraktionsphase des M. vocalis?

Anspannung der Stimmlippe ohne weitere Verkürzung. Oder anders: Die Tonhöhe wird bestimmt durch das Verhältnis elastische Stimmlippenspannung : Druck des Ausatmungsstromes.

Wovon ist die Stimmstärke abhängig?

Von der Einstellung des Ansatzrohres, von der Schwingungsamplitude, von der Luftstromstärke und von der Stimmlippenspannung.

Welche Aufgabe hat das Ansatzrohr in bezug auf die Tonbildung?

Alle supraglottischen Räume dienen durch Obertonverstärkung oder Obertonabschwächung zur Ausbildung der Klangcharakteristik.

Kann der Stimmklang auch doppeltönig sein?

Ja, eine Diplophonie ist möglich und kann folgende Ursachen haben: Hypotonie der Stimmlippen, Hypertonie der Stimmlippen oder seitenungleiche Spannung, zusätzlich kontrahierte Taschenfalten, große Stimmlippenknötchen; bei Mutations- oder Hormonstimmstörungen u. a.

Was ist eine Dysphonie?

Das ist der Begriff für Heiserkeit, Stimmunreinheit und Stimmrauhigkeit. Dieser Begriff wird auch als Überbegriff für alle Stimmstörungen verwendet.

Wann tritt eine physiologische Stimmermüdung ein?

Bei Erwachsenen tritt nach 4—6 Stunden Stimmbelastung die physiologische Stimmermüdung ein. Sie ist abhängig von der verwendeten Stimmintensität, dem Lärmpegel der Umgebung und nicht zuletzt von der angewandten Sprechtechnik.

Wie nennt man die Fähigkeit, einen Ton bestimmter Höhe zu bilden, und wovon ist diese abhängig?

Stimmgenauigkeit oder Intonationssicherheit, abhängig von Musikalität, Tongedächtnis, subglottischem Druck, Stütze, Atmung, hormonellen Faktoren, Gehör u. a.

Was bezeichnet man als Tragfähigkeit der Stimme?

Damit ist das Durchdringungsvermögen oder die Durchschlagskraft der Stimme gemeint.

Welche Stimmgattungen kann man unterscheiden?

Bei Kindern zwischen dem 7. und 14. Lebensjahr Sopran, Mezzo und Alt, bei jüngeren Kindern sind solche Unterscheidungen nicht möglich. Bei Erwachsenen für Frauen in Sopran, Mezzo und Alt und für Männer in Tenor, Bariton und Baß.

Haben alle Erwachsenen gleich große Stimmumfänge?

Nein, man unterscheidet in Durchschnittsstimmen und künstlerisch verwertbare Stimmen. Die Durchschnittsstimmen haben meist einen Stimmumfang von weniger als zwei Oktaven.

Sind Stimmgattung und Stimmlage gleichzusetzen?

Nein, Stimmgattungen gibt es Sopran, Mezzo, Alt, Tenor, Bariton und Baß. Es gibt hohe, mittlere und tiefe Stimmlagen, und zwar für jede Stimmgattung.

Was sind Stimmregister?

Es handelt sich dabei um aufeinanderfolgende, einander zugeordnete verwandte Stimmklänge.

Welche Stimmregister gibt es?

Man unterscheidet Brust-, Mittel-, Kopf-, Falsett- und Pfeifregister. Die Register stehen in einer Abhängigkeit zu den genannten Stimmgattungen.

Was versteht man unter Stimmeinsatz?

Den akustischen Effekt, welcher sich aus der Stimmlippeneinstellung am Beginn der Phonation ergibt.

Welche Stimmeinsätze unterscheidet man?

Gehaucht — Stimmlippen sind einander genähert ohne sich zu berühren,
weich — Stimmlippen sind leicht aneinander gelegt,
hart, fest — Stimmlippen sind aneinandergepreßt.

Gibt es beim Sprechen und Singen Akzente?

Ja. Melodische: höher und tiefer,
dynamische: lauter und leiser und
temporäre: schneller und langsamer.

Was ist ein Schwellton?

Das Lauter- und Leiserwerden (= An- und Abschwellen) eines auf gleicher Höhe gehaltenen Tones. Ein Zeichen des gesanglichen Könnens.

Wie unterscheiden sich Vibrato und Tremolo?

Beim Vibrato erfolgt 5—7mal/Sek. ein Wechsel von Tonhöhe und Lautstärke, beim Tremolo — einer verpönten Abart des Vibrato — erfolgt der Tonhöhen- und Lautstärkenwechsel 8—12mal/Sek.

Was ist ein Triller?

Es handelt sich um einen Tonhöhenwechsel bis zu einem Ganzton bei doppelt so schnellem Intensitätswechsel, bei gleichzeitigem rhythmischen Kontraktionen und Erschlaffungen von Larynx und Epiglottis.

Was ist gedecktes Singen?

Zur Verhinderung eines hellen, grellen Stimmklanges werden die Vokale abgedunkelt. Außerdem erleichtert es den Registerwechsel. Helles, grelles Singen ist zu vermeiden.

Was ist der Vokalausgleich?

Das Bestreben, beim Singen in gleicher Tonhöhe zwischen hellen und dunklen Vokalen einen Ausgleich zu schaffen.

Wozu dient der Stützvorgang (= Appoggio)?

Der zur Phonation notwendige (subglottische) Druck soll mittels Stütze auf den optimalen Betriebsdruck reduziert werden. Man unterscheidet die thorakale von der abdominalen Stütze.

Nennen Sie einige besondere Stimmformen!

Flüsterstimme, Pseudoflüsterstimme (= Mundflüstern), Bauchrednerstimme, Jodeln, Pfeifen.

Wie entwickelt sich die Stimme?

Man unterscheidet in eine erste Schreiperiode beim Neugeborenen mit weichen Stimmeinsätzen, eine zweite Schreiperiode (ab der 7. Woche) mit Stimmdifferenzierung in harte und weiche Stimmeinsätze und eine dritte Schreiperiode (ab dem 3.—4. Lebensmonat) zur Wunschmitteilung.

Wie heißen die weiteren Perioden der Stimmentwicklung?

Lallperiode, Nachahmungsperiode, Stimme des Kleinkindes (Kindergartenkind) und des Schulkindes.

Wann setzt der Stimmwechsel (= Mutation) ein?

Bei Knaben und Mädchen mit Beginn der Pubertät (= hormonelle Umstellung). Man unterscheidet bei Knaben drei physiologische Stadien: Prämutation, Mutation und Postmutation. Beginn der Mutation heute früher als um das 14. Lebensjahr im Sinne der Akzeleration der stimmlichen Entwicklung. Postmutationelle Stimmausbildung erst ab dem 18. Lebensjahr. Bei Mädchen gibt es keine Unterscheidung in Mutationsstadien. Beginn der Mutation mit dem Einsetzen der Menarche. Stimmausbildung erst ab dem 16. Lebensjahr empfohlen.

Kennt man einen sogenannten zweiten Stimmwechsel?

Ja, die sogenannte Alters- oder Greisenstimme. Ursachen dafür sind im endokrinen System zu suchen.

Stehen Stimme und Gehör zueinander in Beziehung?

Ja, die audiophonatorische Kontrolle ist für die Stimme und Sprache wesentlich. Bei Ausschaltung der audiophonatorischen Kontrolle verändern sich Sprechstimmlage und Lautstärke.

Gibt es Unterschiede zwischen Alltagsstimmen und Berufsstimmen?

Prinzipiell nein, nur sind die Alltagsstimmen weniger anfällig als die Berufsstimmen.

Welche Berufsstimmen gibt es?

Sängerknaben, Berufssprecher und Berufssänger, Kommandostimmen, Vortragsstimmen und früher auch Kastratenstimmen.

Was bedeuet Stimmhygiene für Stimm- und Sprechberufe?

Stimmhygienisch richtiges Verhalten ist für alle mit Stimm- und Sprechberufen wesentlich. Sie müssen den bewußten Einsatz ihrer stimmlichen Mittel lernen, um bestimmte Wirkungen zu erzielen. Überforderungen der Stimme sind zu vermeiden.

Gibt es für Stimmstörungen typische Symptome?

Ja, folgende: Schleimgefühl, Druckgefühl, Schluckzwang, Trockenheit im Hals, Stimmstörung in Abhängigkeit von der Stimmbelastung, Knödelgefühl (= Globus), Brennen, Schmerzen, Räusperzwang, Stimmermüdung, Stimmversagen, Diplophonie (= Doppeltönigkeit).

Welche Arten von Stimmstörungen gibt es?

Funktionelle und organische. Diese können auch ineinander übergehen, so daß man dann funktionelle Stimmstörungen mit einem organisch faßbaren Substrat oder umgekehrt organische Stimmstörungen mit einer funktionellen Komponente voneinander unterscheiden kann.

Was sind funktionelle Stimmstörungen?

Es handelt sich dabei um Erkrankungen der Stimme, ausgezeichnet durch Veränderungen des Stimmklanges und verminderte Leistungsfähigkeit der Stimme ohne primär organische Stimmveränderungen. Das Leitsymptom ist Heiserkeit.

Welche hauptsächlichen Arten der funktionellen Dysphonien sind bekannt?

Dysodie — Störung der Singstimme.
Rheseasthenie — Störung der Sprech- oder Rednerstimme.
Kleseasthenie — Störung der Ruf- und Kommandostimme.
Phonoponosen — Störung durch übermäßigen Stimmgebrauch.
Phononeurosen — psychogen bedingte Stimmstörungen.

Wodurch sind hyperfunktionelle Dysphonien gekennzeichnet?

Die Stimmen klingen rauh und gepreßt. Verspannungen im Bereich des Halses, des Nackens und des Schultergürtels. Die Stimmen sind oft zu laut und zu hoch verwendet. Harte Stimmeinsätze. Diplophonie. Piano ist nicht möglich. Starker Würgreiz, Arbeitshyperämie der Stimmlippen, Taschenfalten vorgewölbt.

Wodurch sind hypofunktionelle Dysphonien gekennzeichnet?

Die Stimmen klingen hauchig und überlüftet. Der Stimmklang entspricht der Patientenpersönlichkeit. Unvollständiger Stimmlippenschluß. Forte ist nicht möglich.

Wie sind die Kennzeichen einer psychogenen Dysphonie oder Aphonie?

Normaler Larynxbefund. Plötzlicher Stimmverlust bei psychischen Belastungen, welche untragbar erscheinen. Therapie: Überrumpelungsmethoden (heute eher abgelehnt), logopädische Übungen und Psychotherapiegespräche.

Wie ist der Stimmlippenbefund bei einer spastischen Dysphonie?

Der Stimmlippenbefund ist unauffällig, jedoch werden die Taschenfalten fest aneinander gepreßt und zur Stimmgebung verwendet. Die Grundstörung ist neurotischer Genese. Die Phonation einzelner Laute ist ungehindert möglich, der Redefluß aber schwer gestört.

Was sind Berufsdysphonien?

Das sind Stimmstörungen, welche durch eine starke berufliche Belastung ausgelöst sind. Sie stehen fast immer in Verbindung mit Muskelschwächen: Internusschwäche, Transversusschwäche, Lateralisschwäche.

Gibt es auch Internus- und Transversusparesen?

Ja, aber echte Paresen sind nur sehr selten. Meistens handelt es sich um Internus- oder Transversusschwächen.

Welche Therapie ist bei funktionellen Dysphonien zu empfehlen?

Wesentlich ist die Erzielung einer Eufunktion immer über den Umweg der Hypofunktion. Zu empfehlen sind Haltungs-, Atem- und Stimmübungen sowie Lockerungs- und Entspannungsübungen, eventuell unterstützt durch physiotherapeutische Maßnahmen (Vibrationsmassagen und Stromtherapie) und psychotherapeutische Betreuung.

Wie ist die Prognose der funktionellen Dysphonien?

Prinzipiell gut, wenn die Patienten zur Mitarbeit bereit sind. Die Ausnahme ist die spastische Dysphonie; hier ist die Prognose unsicher.

Organische Stimmstörungen

Führen Mißbildungen im Kehlkopfbereich zu Stimmstörungen?

Nicht in jedem Fall. Mißbildungen sind vererbbar oder entwicklungsbedingt und können verschieden stark ausgebildet sein.

Welche Mißbildungen im Kehlkopfbereich sind besonders häufig?

Kehlkopfasymmetrie — Stimme verhaucht, gering leistungsfähig, rasche Stimmermüdung.
Kehlkopfhypoplasie — Stimme gering leistungsfähig.
Epiglottisanomalien — Rinnenform oder Omegaform, führt zur Verengung des Kehlkopfeinganges.
Sulcus chordae vocalis — Längsfurchen an den Stimmlippen.
Diaphragma laryngis — Segelbildung zwischen den Stimmlippen in verschiedener Ausdehnung.

Erfordert die akute Laryngitis eine phoniatrische Therapie?

Nein, weder in der feuchten noch in der trockenen Form.

Ist bei der chronischen Laryngitis eine phoniatrische Therapie empfehlenswert?

Da meist ein stimmliches Fehlverhalten beteiligt ist, sind auch logopädische Übungen zu empfehlen. Oft fehlt bei dieser Erkrankung im stroboskopischen Bild die Randkantenverschiebung.

Wie kommt es zu einer Stimmlippenhyperämie?

Starke stimmliche Anstrengung oder falscher Stimmgebrauch. Die Leitsymptome sind Heiserkeit und Halskratzen. Therapie: Lokale und Übungsbehandlung.

Worauf ist bei einem Reinke-Ödem aus phoniatrischer Sicht zu achten?

Es kann in Zusammenhang mit einer medikamentös bedingten Hormonstimme auftreten. Eine chirurgische Therapie allein ist in einem solchen Fall nicht ausreichend. Postoperativ sind dann logopädische Übungen anzuraten.

Soll nach Stimmlippenpolypabtragungen eine logopädische Übungsbehandlung erfolgen?

Die im Zusammenhang mit einem Stimmlippenpolypen auftretende Heiserkeit ist in ihrem Schweregrad von Art und Stellung des Polypen abhängig. Da für den Stimmlippenpolypen ursächlich ein stimmliches Fehlverhalten nicht auszuschließen ist, sind postoperative logopädische Übungen zu empfehlen.

Erfordern Epithelhyperplasien an den Stimmlippen eine postoperative logopädische Betreuung?

Ja, weil ursächlich oft stimmliches Fehlverhalten. Das gilt für Stimmlippenknötchen, Stimmlippenpapillome, Stimmlippenpachydermien, Stimmlippenleukoplakien.

Wie ist die stimmliche Rehabilitation, wenn Dysphonien als Verletzungsfolgen auftreten?

1. Nach äußerer Gewalteinwirkung — bei Funktionsunfähigkeit der Glottis erfolgt die Phonation durch die Taschenfalten.
2. Nach innerer Gewalteinwirkung — bei Stimmlippenhämatom ist durch Stimmruhe die Prognose für die Sprechstimme gut.
— Bei Stellknorpelluxation ist ein Repositionsversuch angezeigt. Differentialdiagnose: Kehlkopflähmung.

Wie kommt es zur Kehlkopflähmung?

Durch eine Lähmung des N. laryngeus superior und des N. laryngeus inferior, beide Äste des Nervus vagus. Die genannten Nerven sind für die gesamte motorische und sensible Versorgung des Kehlkopfes verantwortlich.

Welche Arten von Kehlkopflähmungen gibt es?

1. Bei Wurzelfaserschädigung des N. vagus — völlige Lähmung aller motorischen und sensiblen Vagusbahnen. Führt zu Paresen der Gaumensegel- und Rachenmuskulatur, des M. cricothyreoideus und der betreffenden Stimmlippe.
2. Bei N. laryngeus sup. — Parese — Ausfall des M. cricothyreoideus, des Stimmlippenspanners.
3. Bei N. laryngeus inf. — Parese (= Rekurrensparese) — Lähmung der inneren Kehlkopfmuskulatur.

Welche Formen der Kehlkopflähmungen gibt es?

Einseitig oder beidseitig, straff oder schlaff.

Gibt es verschiedene Stellungen der Stimmlippen bei Kehlkopflähmungen?

Ja, und zwar median, paramedian, intermediär, paralateral und lateral.

Welche Stimmlippenstellung ist bei welcher Schädigung zu erwarten?

Je näher die Schädigung zum Erfolgsorgan (= Kehlkopf) ist, um so mehr median ist die zu erwartende Stellung, je weiter die Schädigung vom Erfolgsorgan entfernt ist, um so lateraler ist sie zu erwarten.

Welche Ursachen kommen für eine Rekurrensparese in Frage?

Viele, z. B. idiopathische, Operationen (wie Struma), Neoplasmen (z. B. Bronchus-Karzinom), toxisch-infektiös, Lungen-Tbc, Aneurysma, Herzerkrankungen und andere (siehe auch S. 133).

Welche Symptome sind für Rekurrensparesen charakteristisch?

Heiserkeit, Diplophonie, verkürzte Tonhaltedauer, Überlüftung oder Preßstimme, Intonationsunsicherheit, Stimmermüdung, Dyspnoe, Mundatmung, Verspannung der Halsmuskulatur, Stakkatosprechweise, harte Stimmeinsätze, Monotonie, Stimme für Gesang nicht geeignet.

Wovon sind die Rehabilitationsmöglichkeiten bei Rekurrensparesen abhängig?

Von Art und Grad der Lähmung und von der Stimmlippenstellung der paretischen Seite, und auch von der Grundkrankheit.

Welche Arten der phoniatrischen Rehabilitation gibt es für Rekurrensparesen?

Drei.
1. Funktionelle Rehabilitation — nur stimmlich,
2. funktionell und anatomisch,
3. Taschenfaltenflickfunktion.

Gibt es auch operative Arten der Rehabilitation bei Rekurrensparesen?

Ja, vorwiegend drei.
1. Glottisverengende — Stimme besser, Atmung schlechter.
2. Glottiserweiternde — Stimme schlechter, Atmung besser.
3. Nervendekompression — Erfolg fraglich.

Welche konservative Rehabilitationsmaßnahmen gibt es bei Rekurrensparesen?

Atemübungen, Sprechübungen, Summübungen, Stoßübungen, Vibrationsmassagen, Elektrotherapie (z. B. endolaryngeale Faradisation), medikamentöse Therapie (antirheumatisch).

Wie ist die Prognose bei Rekurrensparesen?

Unterschiedlich, abhängig von Art und Grad der Lähmung.

Hormonelle Dysphonien

Wann spricht man von einer pathologischen Mutation?

Wenn die Mutation zu früh einsetzt, zu lange dauert, nicht abgeschlossen ist oder verspätet einsetzt.

Wie heißen die verschiedenen Formen der pathologischen Mutation?

1. Mutatio praecox — verfrühte Mutation.
2. Mutatio prolongata — verlängerte Mutation.
3. Mutatio incompleta — unvollständige Mutation, obwohl altersmäßig erwartet.
4. Mutatio tarda — verspätete Mutation.

Was ist eine menstruelle Dysodie?

Heiserkeit während der Menses. Die Stimmlippen sind aufgelockert, ödematös. Stimmschonung, Therapie nicht erforderlich.

Was ist eine Laryngopathia gravidarum?

Eine während der Gravidität auftretende Heiserkeit mit Versagen der Singstimme. Die Stimmlippen sind aufgelockert, aufgelagert auf den Stimmlippen sind Borken. Therapiemaßnahmen sind nicht erforderlich; außer Lokalbehandlung der Borken. Klingt nach der Gravidität völlig ab.

Gibt es eine medikamentös bedingte Hormonstimme?

Ja, man kann dabei in primäre und sekundäre und subjektive und objektive Symptome unterscheiden. Zahlreiche Präparate kommen dafür in Frage, vor allem virilisierende Präparate können zur Vermännlichung der weiblichen Stimme führen. Die dabei auftretenden stimmlichen Veränderungen sind irreversibel und stellen eine starke psychische Belastung dar.

Gibt es auch bei endokrinologischen Erkrankungen Stimmstörungen?

Ja, Heiserkeit ist möglich bei Akromegalie, Hypothyreose, Hyperthyreose, Hypogonadismus und Morbus Addison.

Gibt es Besonderheiten bei der männlichen und weiblichen Altersstimme?

Männer — Ansteigen der mittleren Sprechtonhöhe.
Frauen — Absinken der mittleren Sprechtonhöhe.

Die Stimme beim Larynxkarzinom

Wie erfolgt die Stimmbildung nach Chordektomie?

Entweder mit dem Narbenstrang oder mit den Taschenfalten. Die Stimmlippe der gesunden Seite muß die Mediane überschreiten, sich an den Narbenstrang anlegen. Gute stimmliche Prognose.

Ist eine stimmliche Rehabilitation nach frontolateraler Teilresektion möglich?

Ja, eventuell Taschenfaltenflickfunktion.

Was steht bei supraglottischer Teilresektion rehabilitativ im Vordergrund: das Schlucken oder die Stimme?

Zuerst sind Schluckübungen zu machen, die Stimme verbessert sich nach Stimmruhe.

Welche stimmlichen Rehabilitationsmöglichkeiten gibt es nach Kehlkopftotalexstirpation?

1. Pseudoflüsterstimme — schwer verständlich.
2. Parabukkale Sprache — schwer erlernbar und schwer verständlich.
3. Pharynxstimme — nicht sehr erfolgversprechend.
4. Ösophagusersatzstimme: Dabei wird der Ösophagusmund zu einer Pseudoglottis umgebildet. Die Speiseröhre dient bei dieser Form der Ersatzstimme als Luftreservoir. Es gibt verschiedene Methoden, diese Ersatzstimme zu erlernen.
5. Dünndarminterponate: Modernste Form der Rehabilitation. Ein Stück Dünndarm wird schlingenförmig mit dem Hypopharynx und der Trachea in Verbindung gebracht, erlaubt somit eine direkte Verwendung der eingeatmeten Luft zum Sprechen. Sprache ist gut verständlich.

Gibt es auch apparative Sprechhilfen für Laryngektomierte?

Ja.
1. Pneumatische Geräte — heute kaum noch in Verwendung.
2. Elektronische Sprechhilfen — gut verständliche Sprache. Nachteil: Patient braucht immer eine Hand für die Bedienung der Sprechhilfe.

Gibt es auch operative Methoden der Stimmrehabilitation?

Ja.
1. Das schon erwähnte Dünndarminterponat.
2. Methode nach Staffieri. Vorteil: Sprechen leicht erlernbar. Nachteil: eine Hand wird zum Zuhalten des Tracheostomas gebraucht.
3. Methode nach Blom-Singer. Tracheoösophagealer Shunt mit Stimmprothese. Nachteil: Tracheostomaverschluß mit Finger.
4. Glottisplastik nach Herrmann. Nachteil: Tracheostomaverschluß mit Finger.
5. Methode nach Asai: Präpharyngealer Luftweg zwischen Trachea und Ösophagus. Dafür sind drei Operationen erforderlich. Nachteil: Fingerkompression.

Haben Trachealstenosen eine Auswirkung auf die Stimme?

Ja, wenn das schädigende Ereignis gleichzeitig den Kehlkopf mitbetrifft (z. B. Ringknorpelperichondritis oder Segelbildung zwischen den Stimmlippen nach Intubation).

Sprach- und Sprechstörungen

Was sind Sprachentwicklungsstörungen?

Sprachentwicklungsstörungen (= SES) sind zeitliche oder inhaltliche Abweichungen vom normalen Spracherwerb.

Was sind die Ursachen für Sprachentwicklungsstörungen?

Mangelnde Sprachanregung, periphere Hörstörung, Sehstörung, familiäre Sprachschwäche, frühkindliche Hirnschädigung, Intelligenzminderung, zerebrale Bewegungsstörungen, Anomalien (z. B. Gaumenspalten), audiogene Agnosien, allgemeine Apraxie. Therapie: Logopädische Übungen. Prognose: Günstig, jedoch abhängig von der Störungsursache.

Was versteht man unter dem Begriff „Dyslalie"?

Dyslalie = Stammeln. Stammeln ist die Unfähigkeit, einzelne Laute oder Lautverbindungen zu bilden und als Phonem sprachlich anzuwenden. Beim Stammeln handelt es sich um Störungen des sprachlichen Lauterwerbs oder Lautgebrauchs.

Welche Arten des Stammelns gibt es?

1. Physiologisches Stammeln: Entwicklungsstammeln; um das 4. Lebensjahr abgeschlossen. Ursache: Oft fehlende sprachliche Anregung.
2. Audiogene Dyslalie: Bei Hörstörung.
3. Dyslogische Dyslalie: Bei Intelligenzminderung.
4. Psychogene Dyslalie: Meist als infantile Fixierung in der Rolle des Kleinkindes.
5. Mechanische Dyslalie: Abweichungen im Bereich der peripheren Sprechorgane (z. B. an Lippen oder Zunge oder Zahnstellungsanomalien).

Gibt es ein Vokal- und/oder Konsonantenstammeln?

Ja. Beispiele: Sigmatismus, Rhotazismus, Kappazismus, Lambdazismus, Gammazismus und Vokalstammeln.

Kann man Stammeln nach dem Schweregrad einteilen?

Ja, in
1. partiell — einen oder einige Laute betreffend,
2. multipel — zahlreiche Laute betreffend,
3. universell — alle Laute betreffend.

Kennt man noch andere Arten des Stammelns?

Ja: Silben-, Wort- und Satzstammeln.

Welche Therapie ist gegen das Stammeln zu empfehlen?

Logopädische Übungen bei einer guten Prognose.

Was ist der Dysgrammatismus?

Die Unfähigkeit, grammatikalisch richtige Sätze zu bilden. Therapie: Abhängig von der Stufe der Sprachentwicklung, logopädische Übungen. Prognose: gut.

Was versteht man unter Näseln?

Unter Näseln werden einige verschiedenartige Störungen der Aussprache zusammengefaßt, welche entweder mit einer zu geringen Beteiligung der lufthaltigen Räume des Ansatzrohres oberhalb des Gaumens (das sind Nasenhöhlen und Nasenrachenraum) einhergehen (= geschlossenes Näseln) oder bei der diese zu intensiv an der Bildung der Laute teilnehmen (= offenes Näseln).

Welche Arten des Näselns kennt man?

1. Offenes Näseln — Ursachen: Mißbildungen des Gaumens (angeboren), Gaumensegellähmungen (angeboren oder erworben), Gaumensegeldefekte (durch Unfall oder Operation), funktionell.
2. Geschlossenes Näseln — vorderes: durch Fremdkörper, Schnupfen, Muschelhyperplasie, hinteres: durch Adenoide, Tumoren u. a.
3. Gemischtes Näseln — Mischformen.

Therapie des Näselns: Ursachenabhängig. Prognose: gut bei geschlossenem, mäßig bei gemischtem oder offenem Näseln.

Was ist „Stottern"?

Stottern ist eine umfassende Kommunikationsbehinderung, kann aber nicht als einheitliches Krankheitsbild oder als umschreibbare Störung der normalen Funktion des Organsystems dargestellt werden. Das auffälligste Merkmal des Stotterers sind seine Sprechablaufstörungen. Diese bestehen aus Wiederholungen von Lauten oder Wörtern oder aus beobachtbaren Schwierigkeiten beim Aussprechen einzelner Laute. Stottern ist ein Entwicklungsphänomen, das zumeist im Kindesalter seinen Ausgang von einer sprachlichen Auffälligkeit her nimmt.

Wie ist die Symptomatik des Stotterns?

Es gibt ein klonisches, ein tonisches und Mischformen des Stotterns, ferner Entwicklungsstottern oder Stottern nach Hirntraumen.

Wie ist die Therapie des Stotterns?

Es gibt keine einheitliche Stottertherapie. Die Therapie ist interdisziplinär, jedoch vorwiegend phoniatrisch und logopädisch. Praktisch muß die Therapie des Stotterns dem jeweiligen Stotterer angepaßt werden. Gerade das Stottern ist eine Krankheit, von der sehr viele glauben, daß nur sie die richtige Therapie dagegen kennen, aber es gilt auch heute, was schon immer über das Stottern gesagt wurde: $1/3$ der Patienten kann man heilen, $1/3$ verbessern und bei $1/3$ bleibt man erfolglos.

Ist „Poltern" eine Redestörung?

Ja, Poltern gehört auch heute noch zu den unscharf bestimmten Sprechablaufstörungen. Poltern ist eine meist angeborene und konstitutionelle Störung der Sprachgestaltung. Es kann Ausdruck einer Persönlichkeitsstörung sein und ist gekennzeichnet durch ein pathologisches Verhältnis von Sprechtempo, Wortfindungs- und Artikulationsfertigkeit.
Differentialdiagnose: Wesentlich ist die Unterscheidung Poltern und Stottern.
Therapie: Umziehung der Sprechgewohnheiten. Prognose: gut.

Was ist eine „Dysarthrie"?

Eine Dysarthrie ist eine Störung der Aussprache infolge Erkrankungen der zentralen Bahnen und Kerne der am Sprechvorgang beteiligten Nerven. Bei entsprechender Lokalisation ist die Dysarthrie sogar als Frühsymptom neurologischer Bewegungsstörungen zu betrachten, weil die Sprechmotorik eine sehr differenzierte Abstimmung verschiedener motorischer Abläufe und eine sehr präzise Koordination verschiedener Bewegungsakte (Artikulation, Stimmgebung, Sprechatmung) verlangt.

Welche Arten der Dysarthrien gibt es?

Kortikale, pyramidale, extrapyramidale, bulbäre, frontopontine und zerebellare. Die diagnostische Zuordnung ist nicht immer leicht. Therapie und Prognose sind abhängig von der Grundkrankheit.

Was versteht man unter Aphasie?

Aphasien sind Störungen der Sprache, die nach vollzogenem Spracherwerb aufgrund einer umschriebenen Hirnschädigung auftreten, und welche nicht durch psychiatrische Störungen, wie Minderung des Bewußtseins, des Gedächtnisses oder der Intelligenz, hinreichend erklärt werden können. Aphasien sind zentrale Sprachstörungen, die sich als Beeinträchtigung aller linguistischen Komponenten des Sprachsystems äußern und die prinzipiell in allen expressiven und rezeptiven sprachlichen Modalitäten, beim Sprechen und Verstehen, beim Lesen und beim Schreiben nachzuweisen sind.

Welche Arten der Aphasie kennt man?

Es werden zahlreiche Arten beschrieben. Die wichtigsten davon sind: motorische Aphasie, sensorische Aphasie und amnestische Aphasie. Dazu kommen die Mischformen. Ferner unterscheidet man in kortikale, subkortikale und transkortikale.

Was sind die wichtigsten Ursachen für Aphasien?

Akute und chronische zerebrale Zirkulationsstörungen (Enzephalomalazie, Hirnblutung, Hirnembolie) sowie Hirnverletzungen (Unfälle). In den letzten Jahren werden vor allem durch die steigenden Unfallzahlen die Aphasiepatienten immer jünger, während man früher bei Aphasiepatienten automatisch immer an ältere Personen dachte. Therapie: Logopädische Übungen. Prognose: Sehr unterschiedlich, da von vielen Faktoren abhängig (z. B. Ursache, Art der Störung, Alter des Patienten, und andere).

Notfallmedizin

Atemnot

Welche anatomischen Bereiche können Ursache einer Atembehinderung sein?

a) Larynx.
b) Pharynx.
c) Trachea und Bronchien.

Ist diese Unterscheidung von besonderer Wichtigkeit?

Ja.

ERKLÄRUNG: Von den verschiedenen therapeutischen Möglichkeiten sind jene zu wählen, die unmittelbar das Hindernis umgehen bzw. die Atmung wiederherstellen. Nicht alle Eingriffe sind dazu geeignet. Beispielsweise wäre es sinnlos, bei einer Trachealstenose oder bei einem Trachealfremdkörper eine Koniotomie ausführen zu wollen. Hingegen kann derselbe Eingriff bei einem akuten Larynxödem, z. B. durch Wespenstich, von entscheidender Hilfe sein.

Larynx

Welche Erkrankungen des Larynx können zu einer akuten Atemnot führen?

In der Regel sind es entzündliche oder allergische Erkrankungen, aber auch Fremdkörper kommen in Betracht.

ERKLÄRUNG: In dem lockeren submukösen Gewebe können sich Ödeme rasch ausbreiten, eine Einengung des Atemweges kann daher in kürzester Zeit eintreten. Daraus ist beispielsweise abzuleiten, daß Fremdkörper aus dem Kehlkopf unverzüglich zu entfernen sind, auch wenn zum Zeitpunkt der Untersuchung noch keine Schwellung vorzufinden ist.

Welche entzündlichen Erkrankungen des Larynx sind in bezug auf eine bedrohliche Atemnot besonders ernst zu werten?

Die subglottische Laryngitis des Kindes und der Epiglottisabszeß bzw. die Epiglottitis.

Können auch funktionelle Störungen der Kehlkopfmuskulatur plötzlich zu einer akuten Atemnot führen?

Ja.

ERKLÄRUNG: Nur eine beiderseitige Rekurrensparese führt zu einer Atemnot, und auch dann nur, wenn die Glottisweite unter 2 mm beträgt (Paramedianstellung). In der Regel kommen viele Patienten mit beiderseitiger Rekurrensparese mit der Atmung — zumindest ohne körperliche Anstrengung — aus. Tritt in einer solchen Situation aber eine akute Laryngitis auf, so kann eine selbst geringgradige Verschwellung in der Glottis die Atmung akut bedrohlich verschlechtern.

Können auch andere Erkrankungen zu akuter Atemnot führen?

Ja. In erster Linie sind es stumpfe und spitze Kehlkopftraumen. Die Atembehinderung entsteht in erster Linie durch Hämatome, aber auch Ödeme. Besondere Beachtung müssen Patienten mit Blutgerinnungsstörungen finden. Auch alle Arten von Kehlkopfmißbildungen, am häufigsten Malazien des Kehlkopfskelettes beim Neugeborenen, sind hier anzuführen. Einen großen Anteil stellen zuletzt alle Arten von Kehlkopfgeschwülsten dar. An erster Stelle ist das Larynxkarzinom anzuführen, aber auch Hämangiome, Lymphangiome, Papillome, große Polypen und dergleichen kommen in Betracht. In den letzten Jahren machen auch erworbene Larynxstenosen durch Langzeitintubation (Intensivstationen!) einen nicht unerheblichen Anteil aus.

Welche Therapiemöglichkeiten stehen bei der Atemnot durch Kehlkopferkrankungen als Sofortmaßnahme zur Verfügung?

a) Medikamentös:
Bei gewissen Formen entzündlicher Erkrankungen kann durch Inhalation mit abschwellenden Substanzen und Gabe von antiphlogistischen Medikamenten ein guter Erfolg erreicht werden. Beispiel: Die subglottische Laryngitis läßt sich in vielen Fällen durch Kortison sehr günstig beeinflussen. Beachte: Die Anwendung medikamentöser Therapien ist bei bedrohlicher Atemnot nur begrenzt möglich!
b) Chirurgisch und endoskopisch:
1. Intubation bzw. Endoskopie mit starrem Rohr,
2. Koniotomie,
3. Tracheotomie.

ERKLÄRUNG: zu b): Die erforderlichen Notfallmaßnahmen sind nach der Situation und nach dem Wissen und Können des Arztes zu wählen. So erfordert die Intubation neben dem Instrumentarium auch eine entsprechende Übung. Bei gewissen Veränderungen des Kehlkopfeinganges (derbe Tumoren) scheidet diese

Möglichkeit von vornherein aus. Das Einführen eines starren Rohres (Bronchoskopes) ist hingegen Methode der Wahl. Die Koniotomie ist relativ leicht durchzuführen, erfordert kein besonderes Instrumentarium, ist aber alsbald durch eine reguläre Tracheotomie zu ersetzen, da es sonst zur Perichondritis kommen kann. Der Luftröhrenschnitt wird in den meisten Fällen anzustreben sein. Vorteil: sichere Freihaltung der Atemwege (Absaugung), als Dauerlösung geeignet, bei sachgemäßer Ausführung keine Stenosengefahr, Pflege durch den Patienten selbst möglich. Nachteil: Ausführung erfordert chirurgisches Fachwissen; entsprechendes Instrumentarium sowie Operationsbedingungen sind erforderlich.

Pharynx

Inwieweit können Erkrankungen des Pharynx zu einer Atemnot führen, welche Erkrankungen oder Ursachen kommen in Betracht?

Die anatomische Nachbarschaft bedeutet, daß viele entzündliche, neoplastische und auch traumatische Ereignisse eine Atemnot herbeiführen können. Obwohl im Vergleich zu laryngologischen Erkrankungen die Atemwegsbehinderung nicht so foudroyant verläuft, so können trotzdem sehr ernste Situationen erwartet werden. Von den entzündlichen Erkrankungen sind besonders Peritonsillar-, Parapharyngeal- und Zungengrundabszesse hervorzuheben. Zu den Neoplasien gehören Zungengrund- und Hypopharynxtumoren. Nicht außer Betracht bleiben dürfen alle Arten von Fremdkörpern. Beispielsweise können in den Zungengrund eingestochene Fischgräten zu einem oft beträchtlichen Ödem führen. Deren sofortige Entfernung ist aus diesem Grund zwingend. Ebenso können Blutungen bei stumpfen Traumen (besonders bei Gerinnungsstörungen!) zu einem gravierenden mechanischen Hindernis werden.

Welche therapeutischen Maßnahmen kommen bei pharynxbedingter Atemnot zur Anwendung?

Es sind praktisch dieselben Methoden, die schon im Abschnitt „Larynx" angeführt wurden.

Trachea und Bronchien

Welche Erkrankungen stehen im Vordergrund?

Entzündliche Erkrankungen der Trachea und der Bronchien führen meist mittelbar durch Krustenbildung (z. B. bei Tracheostomapatienten) oder Sekretstau zu einer Atemwegverlegung.
Eine ganz besondere Rolle spielen *Fremdkörper*: Glücklicherweise bewirken viele zumindest vorerst keine vollständige Verlegung. Es ist aber zu bedenken, daß

manche in dem feuchtwarmen Milieu schwellen können, andere durch ein Auf- und Abgleiten im Atemstrom mechanisch eine Schleimhautschwellung herbeiführen. So ist eine dramatische Entwicklung auch in einer vorerst harmlos erscheinenden Situation zu gewärtigen. Weniger rasch tritt eine Atemnot bei *neoplastischen Prozessen* auf; dies gilt sowohl für innerhalb als auch außerhalb der Trachea gelegene Tumoren.

Welche therapeutischen Maßnahmen sind bei tracheal- bzw. bronchialbedingter Atemwegbehinderung zu ergreifen?

Es liegt auf der Hand, daß bei derartigen Lokalisationen mit einer Koniotomie nur sinnlos wertvolle Zeit vergeudet werden würde. Auch die Tracheotomie führt höchstens als Zugangsweg in bestimmten Situationen zum Erfolg. Als Methode der Wahl bleibt die *Endoskopie*, die bei Verdacht auf Fremdkörper aus den oben angeführten Gründen unverzüglich veranlaßt werden muß. Das Problem der Krustenbildung bei Tracheotomierten läßt sich hingegen oft durch einfache Mittel beheben: Inhalationen, Absaugungen, Eintropfen von Ölen und schleimverflüssigenden Medikamenten. Nur ausnahmsweise wird eine endoskopische Entfernung notwendig werden. Dazu wird dann heute üblicherweise das Beatmungsbronchoskop eingesetzt, das Narkose und Eingriff gleichzeitig erlaubt.

Bei allen entzündlichen Erkrankungen sind folgende *konservative Maßnahmen* angezeigt: Inhalationen mit dem Ziel, eine hohe Luftfeuchtigkeit zu erreichen, gleichzeitig Gabe von schleimhautabschwellenden und schleimverflüssigenden Substanzen, Kortison in bestimmten Fällen, Antibiotika. *Tiefsitzende Trachealstenosen* können mit normalen Kanülen nicht offengehalten werden. Dies gelingt nur mit überlangen Spezialkanülen (Hummerschwanzkanülen). Neuerdings werden bei Trachealstenosen in geeigneten Fällen Resektionen und End-zu-End-Anastomosen durchgeführt.

Sind medikamentöse Behandlungen in kritischen Situationen einer Atemwegbehinderung sinnvoll?

Alle medikamentösen Behandlungen spielen nur eine untergeordnete Rolle! Am sinnvollsten wäre noch Kortison in hohen Dosen, wodurch reaktive Schwellungszustände verhindert werden können. Eine gewisse Hilfe ist auch von schleimhautabschwellenden Medikamenten (Inhalationen) zu erwarten. Sedativa sind nur indiziert, wenn sie nicht atemdepressiv wirken. Reine O_2-Zufuhr kann bis zu einem gewissen Grad den Sauerstoffmangel mindern.

Welche Probleme haben Kanülenträger, wie kann man diese beheben?

Unter normalen physiologischen Bedingungen wird die Einatmungsluft in der Nase aufbereitet: *Entstaubung, Anfeuchtung* und *Anwärmung* ermöglichen eine klaglose Funktion auch der tiefen Atemwege. Bei Tracheotomierten entfällt dies.

Außerdem kann durch den nun fehlenden Glottisschluß ein Abhusten des Sekretes, das meist verdickt ist, beträchtlich erschwert sein. Die Bildung von Krusten und Pfröpfen, die zu Erstickungsanfällen führen können, ist die Folge. Abhilfe schaffen Inhalationen mit Dampf, eventuell Zusatz von Sekretolytika. Instrumentelle Entfernung der Krusten (endoskopisch) ist in Extremfällen erforderlich. Eine Lockerung dieser Pfröpfe kann durch Instillation von 1- bis 2%iger NaCl-Lösung oder einigen Tropfen Olivenöl in das Stoma erreicht werden. Weitere Komplikationen sind *Tracheitiden* und *Dermatitiden* um das Stoma (bedingt oft durch ungenügende Stomapflege). *Blutungen* beim Kanülenwechsel können durch ein scheuerndes Kanülenende (Granulationsbildung) verursacht sein. Abhilfe: Optimierung der Kanülenlänge, bzw. Verwendung von Kanülen mit verschiedener Länge, ferner Abtragung von Granulationen oder Ätzungen. *Probleme des erschwerten Kanülenwechsels* — dazu gehört auch das sich rasch verengende Stoma — sind meist nur durch chirurgische Maßnahmen (Erweiterungsoperationen) zu beheben. Beachte: Beim Kanülenwechsel muß grundsätzlich die frische Kanüle schon bereitliegen.

Blutungen

Epistaxis

Welche Gründe führen besonders häufig zum Nasenbluten?

Die Ursachen sind stark altersabhängig: Bei Kindern und Jugendlichen ist es meist ein Locus Kießelbachii. Auch Fremdkörper in der Nase, mechanische Irritationen durch Fingernägel, Nasenrachenfibrome, angeborene Gerinnungsstörungen sowie idiopathische und konstitutionelle Faktoren sind hier zu erwähnen. Beim Erwachsenen bzw. alten Menschen dominieren Gefäß- u. Kreislaufkrankheiten (Arteriosklerose und Hypertonie), Tumoren, Nasenpolypen und Schleimhautatrophien. Für beide Altersgruppen gleichermaßen gelten Infektionskrankheiten (Grippe), Traumen (Nasenbein- und Septumfrakturen sowie Septumperforationen), Blutkrankheiten und Gerinnungsstörungen.

Welche Gefäße kommen bei einer Epistaxis als Blutungsquelle in Betracht?

Entsprechend der anatomischen Gegebenheit sind im oberen Nasenabschnitt die A. ethmoidalis ant. und post. sowohl im lateralen als auch septalen Teil gefäßversorgend (aus der A. carotis int.). Der hintere Abschnitt der Nase ist Eintrittsstelle der A. sphenopalatina (aus der A. carotis ext.). Dieses Gefäß gibt einen septalen Ast ab, der nach vorne zusammen mit Endästen der A. ethmoidalis ant. den Locus Kießelbachii bildet. Diese kleinen, netzförmigen, nahe der Schleimhautoberfläche liegenden Arterien können stellenweise ausgeweitet sein, und sind, entsprechend ihrer Lage, mechanischen Irritationen extrem ausgesetzt. Etwa 90% aller Nasenblutungen stammen aus dieser Region.

Welche diagnostischen Schritte sind bei einer Epistaxis wann sinnvoll?

Auch in der oft vom Patienten dramatisch angesehenen Situation bleibt meist Zeit für eine kurze Anamnese: Diese kann bereits Hinweise z.B. auf eine Hypertonie geben; eine Eile bei der Versorgung ist dann nicht notwendig (natürlicher Aderlaß!). Die Blutungsstelle sollte nach Möglichkeit lokalisiert werden, gelingt dies, ist die Versorgung in der Regel wesentlich einfacher. Blutdruckmessung und Kreislaufkontrolle sind auch im Rahmen einer Notfallsituation unerläßlich. Hingegen sind Laboruntersuchungen (Blutgerinnungsuntersuchungen etc.), Erhebung von internen und Röntgenbefunden auf einen späteren Zeitpunkt zu verschieben.

Welche Behandlungsmöglichkeiten der Epistaxis gibt es?

Neben *allgemeinen Maßnahmen* (Hochlagerung des Patienten, Sedativa, Applikation kalter Kompressen etc.) stehen *lokale Behandlungen* im Vordergrund: Der Verschluß des blutenden Gefäßes kann oft vorübergehend durch Watteeinlagen, die mit gefäßverengenden Medikamenten getränkt sind (Privin, Ephedrin und dergleichen), erreicht werden. Kleine flächenhafte Blutungen stehen nach Einlage von Spongostan. Bei stärkeren Blutungen kann auf die Nasentamponade nicht verzichtet werden: im vorderen Bereich schichtweise Streifentamponade, im hinteren Bellocqsche Tamponade oder Ballonkatheter. Nur ausnahmsweise sind Gefäßunterbindungen (A. carotis ext., A. ethmoid.) notwendig. Bei Blutungskrankheiten sind die entsprechenden Faktoren durch Konzentrate bzw. Frischblut zu ersetzen. Eine sehr wirkungsvolle Therapie ist in vielen Fällen die Verätzung des blutenden Gefäßes mit Silbernitrat, Trichloressigsäure oder der Chromsäureperle. Auch die HF- oder Galvanokaustik läßt sich dafür einsetzen.

Welche Behandlungsart soll bei der Expistaxis jeweils zur Anwendung kommen?

Geringfügige, wenn auch immer wiederkehrende Nasenblutungen, deren Ursache meist auf einer Schädigung der Nasenschleimhaut beruht (z. B. Rhinitis sicca) können allein durch eine gezielte Lokalbehandlung mit Ölen oder Salben zum Verschwinden gebracht werden. Verätzungsbehandlungen sind nur dann erfolgreich, wenn die Blutungsstelle gesehen und vorübergehend zum Versiegen gebracht wird, ansonst gelingt es nicht, die Ätzsubstanz an die Blutungsstelle heranzubringen. Massive Blutungen, die oft sogar nicht sofort lokalisiert werden können, müssen mit Streifentamponaden versorgt werden (eine gewisse Tamponadetechnik ist dabei wichtig). Chirurgische Maßnahmen sind erst nach Ausschöpfung aller anderen Behandlungen indiziert.

Nachblutungen im Rahmen der Tonsillektomie

In welchem Zeitraum nach Tonsillektomie ist mit einer Nachblutung zu rechnen?

Die häufigsten Nachblutungen sind in den ersten Stunden nach der Operation zu erwarten.

ERKLÄRUNG: Meist sind es zuwenig sorgfältig ligierte Gefäße oder Erlöschen der vasokonstriktorischen Wirkung bei der Lokalanästhesie. Aber auch Saugen und Pressen des Patienten, Blutdruckschwankungen und Gerinnungsstörungen erklären eine frühzeitige Nachblutung.

Spätere Nachblutungen, die wesentlich seltener sind, können bis zu einer Woche, gelegentlich noch später auftreten.

ERKLÄRUNG: Abstoßung des Fibrinbelages, Gefäßsprossung im Rahmen des Abheilungsvorganges, zu früh einsetzender Extremsport, Wärmeapplikation und dergleichen.

Welche Behandlungsmöglichkeiten sind zielführend?

Da es sich meist um ein Einzelgefäß handelt, ist die Ligatur Methode der Wahl; eine Behandlung, die dem Operateur zusteht. Vorübergehend kann im Rahmen der Notfallbehandlung durch Kompression mit einem Tupfer oder Umspritzung mit Kochsalzlösung, der ein Vasokonstriktor zugesetzt wird, das Auslangen gefunden werden. In besonders gelagerten Fällen kann eine Fibrinklebung versucht werden, oder ist der Ersatz von Gerinnungsfaktoren erforderlich. Geringfügige lokalisierte Blutungen können — ähnlich wie bei der Epistaxis — durch Ätzbehandlungen bzw. Koagulation gestillt werden. Ultima ratio ist das Einnähen eines Tupfers.

Fremdkörper in Nase und Ohr

Welche Symptome sind bei Fremdkörpern in Ohr und Nase zu beachten?

Die häufigsten Fremdkörper sind bei Kleinkindern zu beobachten, die Symptome zumindest anfangs oft nicht sehr eindeutig. Meist greifen sich die Kinder an die Ohren, sind weinerlich und zeigen eine Abwehr, wenn das Ohr oder dessen Umgebung berührt werden. Für Nasenfremdkörper ist ein einseitiger Schnupfen typisch, nach einigen Tagen tritt stinkendes Nasensekret auf. Im Zweifelsfall ist es aber immer angebracht, eine ohren- und nasenärztliche Untersuchung zu veranlassen.

Welche Vorgangsweise ist bei Verdacht auf Fremdkörper in Nase und Ohr einzuhalten?

Grundsätzlich sollen Fremdkörper möglichst bald entfernt werden, da Schwellungszustände der Umgebung durch den Reiz die Extraktion zunehmend erschweren. Die Entfernung erfordert bei Kleinkindern wegen der Gefahr weiterer Traumatisierung meist eine Narkose. Ohrfremdkörper lassen sich in der Regel durch Spülen beseitigen, allerdings ist eine Trommelfellperforation als Kontraindikation anzusehen. Die Entfernung hat dann instrumentell, eventuell unter dem Mikroskop zu erfolgen. Solche Eingriffe erfordern mitunter viel Geschick und genaue Kenntnis der Anatomie; diese sollten daher dem versierten Facharzt vorbehalten bleiben. Eine abschließende Inspektion ist in jedem Fall unerläßlich, um Schädigungen z. B. des Trommelfells sofort zu erkennen.

Verätzungen

Welche Sofortmaßnahmen sind zu ergreifen?

Eine Neutralisationsbehandlung ist nur in der ersten halben Stunde effektvoll, sinnvoll ist aber in jedem Fall eine rasche Verdünnung des Ätzmittels allein mit Wasser! Bei der Neutralisation ist zu bedenken, daß gasbildende Reaktionen auftreten können, die unbedingt zu vermeiden sind (Magenruptur!). So ist beispielsweise bei Säureverätzungen Magnesia usta statt Bikarbonat zu geben. Bei schweren Verätzungen ist mit einer Schocksymptomatik zu rechnen, eine entsprechende Infusionstherapie ist gegebenenfalls vorzusehen. Eine stationäre Überwachung bzw. Weiterbehandlung ist rasch anzustreben.

Kann aus den sichtbaren oder sogar fehlenden Veränderungen der Mundschleimhaut auf die Schwere der Verätzung geschlossen werden?

Nein! Da in der Regel eine rasche Passage durch Mund und Pharynx erfolgt, sind die stärksten Veränderungen an Stellen längerer Verweildauer (Kardia, Magen) zu erwarten.

Welche Frühkomplikationen können auftreten?

1. Schock.
2. Ödeme am Larynxeingang (Erstickungsgefahr).
3. Intoxikation.
4. Perforation infolge Durchätzen von Ösophagus und Magen.
5. Entzündungen sowohl lokal als auch in der Umgebung (z. B. Mediastinitis!).

Ad 1: Siehe Sofortmaßnahmen.
Ad 2: Ödeme im Larynxeingang können innerhalb der ersten Stunde ein lebensbedrohliches Ausmaß annehmen. Für Notfallmaßnahmen ist vorzusorgen (Intubation).
Ad 3: Es ist zu bedenken, daß manche ätzenden Substanzen entweder selbst toxisch wirken (z. B. Lysol) oder toxische Stoffe beinhalten; eine Eruierung der jeweiligen Zusammensetzung sollte umgehend erfolgen (Vergiftungszentrale!). Davon wird es abhängen, ob eine Eliminierung (Magenspülung) sofort zu erfolgen hat. Leber- und Nierenschädigungen sind ebenfalls zu bedenken. Infusionen mit großen Flüssigkeitsmengen haben das Ziel, eine rasche Ausscheidung zu erreichen (z. B. bei Sublimatvergiftung).
Ad 4: Die Gefahr der Perforation durch Durchätzen ist bei höheren Konzentrationen immer zu befürchten, weshalb Ösophagoskopien nur mit äußerster Vorsicht und womöglich nicht vor einer Woche erfolgen sollten.
Ad 5: Entzündungen treten nicht nur im Bereich der Schleimhaut, sondern bei schweren Verätzungen auch im umgebenden Gewebe auf (z. B. Mediastinitis beim Durchätzen). Eine antibiotische Abschirmung ist daher zwingend!

Welche Spätkomplikationen sind zu erwarten?

Am häufigsten sind Stenosen, seltener völlige Obliterationen und narbige Verwachsungen zu finden. Durch die möglichst früh einsetzende Kortisontherapie können solche Veränderungen häufiger vermieden werden, als dies früher der Fall war. Narbenschrumpfungen nach Verätzungen können sehr hochgradig sein und verursachen dann beträchtliche Schluckbeschwerden; eine Bougierungsbehandlung ist dann erforderlich.

Rhinoplastik

Welche Operationen werden an der äußeren Nase durchgeführt?

Es sind dies in erster Linie ästhetisch funktionelle Operationen, wie Abtragen einer Höckernase, Verschmälerung einer Breitnase, Korrektur einer Schiefnase, Wiederaufbau einer Sattelnase und Korrektur von Formfehlern im Bereich des Flügels und der Spitze.

ERKLÄRUNG: In der Regel sind Formveränderungen der Nase nicht nur ein kosmetisches Problem, sondern auch ein funktionelles. Die rhinochirurgischen Maßnahmen haben sich daher nicht nur nach den Grundsätzen der plastischen Chirurgie zu orientieren, sondern die optimale Wiederherstellung der Funktion anzustreben. Rhinomanometrische Kontrolluntersuchungen erleichtern die Indikation und postoperative Beurteilung (siehe auch Kapitel „Nase, Physiologie", S. 60).

Welche Maßnahmen sind bei einer Nasenbeinfraktur durchzuführen?

Rhinoskopischer Befund, Röntgen des Nasenbeins und Gesichtsschädels, Ausschluß von weiteren traumatischen Veränderungen, Reposition innerhalb von 8 Tagen, wenn ästhetisch oder funktionell erforderlich.

ERKLÄRUNG: Das dünne Nasenbein kann bereits bei kleinen Krafteinwirkungen brechen und verschoben werden (Beispiel: Verletzung der Mutter durch das Kleinkind am Arm). Ein unmittelbarer rhinoskopischer Befund ist erforderlich, um ein etwa entstandenes Septumhämatom zu erkennen, das sofort entsprechend behandelt werden müßte. Eine Reposition (in Narkose) ist nur bei entsprechender Dislokation der Fragmente erforderlich. Die reponierten Teile werden von innen mit einer Tamponade und von außen mit einem Nasengips für 8 Tage geschient.

Wann wird eine primäre Nasenbeinreposition durchgeführt?

Wenn nach einem frischen Nasentrauma das Nasenbein gebrochen ist und durch Dislokation eine kosmetische oder funktionelle Beeinträchtigung besteht, muß die Nasenbeinreposition innerhalb einer Woche durchgeführt werden.

ERKLÄRUNG: Kleine querliegende Frakturspalten ohne wesentliche Dislokation bedürfen keiner Intervention. Bei offenen Brüchen muß die Wunde inspiziert werden und kann primär in Lokalanästhesie verschlossen werden. Eine Reposition wenige Tage nach dem Unfall ist nach Abklingen der starken lokalen Schwellungen genauer durchführbar als unmittelbar posttraumatisch. Die Schienung der reponierten Fragmente durch vordere Streifentamponade und äußeren Nasengips bleibt eine Woche in situ.

Was versteht man unter Septorhinoplastik?

Bei dieser Operation werden die Funktion der Nase (Durchlüftung) sowie das äußere Erscheinungsbild in einer Sitzung korrigiert. Bei der submukösen Septumresektion handelt es sich hingegen nur um eine isolierte Resektion von Knorpel und Knochen aus dem Septum zur ausschließlich besseren Durchlüftung der Nase.

Welche Komplikationen können bei einer Nasenbeinfraktur auftreten?

Sehr häufig kommt es zur Epistaxis. Die Nasenblutung steht aber meist von selbst und erfordert daher nur selten gravierende therapeutische Maßnahmen. Durch die sehr häufig gleichzeitig bestehende Septumfraktur kann es zu dem extrem infektionsgefährdeten Septumhämatom kommen (siehe dort, S. 74). Es ist immer zu bedenken, daß neben einer Nasenbeinfraktur auch begleitende Gesichtsschädelfrakturen vorliegen können, z. B. solche der Kieferhöhlen-, Stirnhöhlenvorderwand oder des Jochbeins. Ein Gesichtsschädelröntgen ist daher grundsätzlich zu veranlassen. Spätfolgen nach Nasenbeinfrakturen können speziell bei nicht durchgeführter oder nicht fachgerechter Reposition posttraumatische Septumdeviationen sein. Ein solcher Endzustand kann zu dauernder Behinderung der Nasenatmung führen.

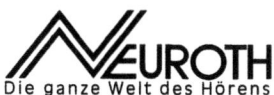
NEUROTH
Die ganze Welt des Hörens

ZENTRALE: A-8421 Wolfsberg, Steiermark, Schwarzau 51
Telefon 0 31 16/24 83, Telefax 0 31 16/25 39

ein Spezialunternehmen für Hörgeräteakustik und Medizintechnik

- Screening-Audiometer
- Screening-Freifeldaudiometer
- diagnostische Audiometer
- klinische Audiometer
- Impedanz-Audiometer
- Hirnstamm-Audiometer

- Hörgeräte
- Hör- und Sprachtrainer
- FM-Schulanlagen
- Insitu Meßgeräte
- Otoplastik
- Wasserschutz (Schwimmoto)

- Generalvertrieb für Österreich
- ATMOS Medizintechnik
- Chirurgische Instrumente
- MARTIN, LAWTON, IBS u. a.
- Endoskope: STORZ, WOLF, OLYMPUS
- Mikroskope: ZEISS

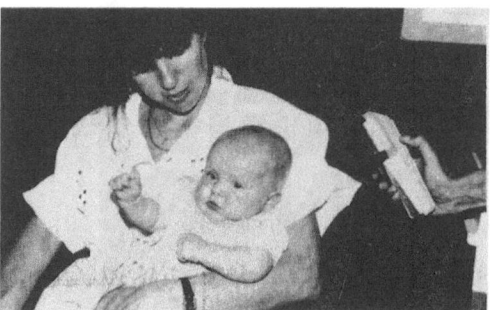
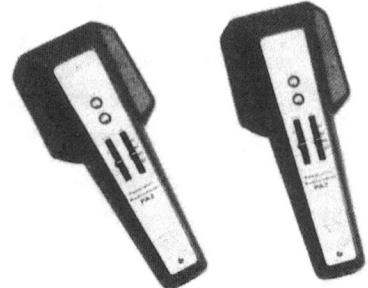

Screening-Hörprüfung beim Kleinkind

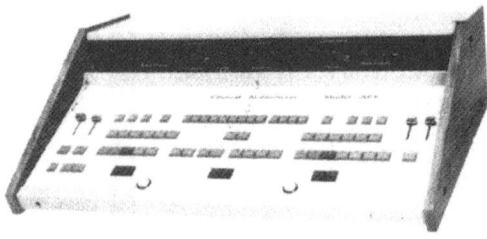

Klinisches Computer-Audiometer AC5

Neueste Kreation eines mikroprozessorgesteuerten Audiometers, welche alle audiometrischen Tests erlaubt.
Mit eingebautem Interface, Memory-Speicher für Kalibration, sowie der Wahl von individuellem Wechsel der verschiedensten Testmethoden.

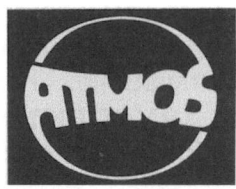

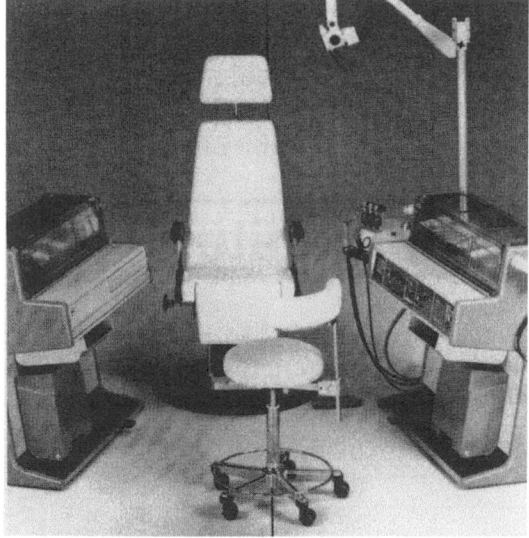

Servant 4

der integrierte HNO-Arbeitsplatz
- Echtes Aufbausystem durch Einschub-Technik
- Fachgerechte Integration
- zahlreicher Optionen
- Bewährte Systeme und
- modernste Technologie verbunden zu
- ergonomischer Funktion

viennatone®

IHR STARKER PARTNER

Für alle medizintechnischen Aufgabenstellungen im HNO-Bereich ist VIENNATONE Ihr starker und verlässlicher Partner. Wir bieten:

- **HÖRGERÄTE** für alle Arten und Grade von versorgbaren Hörverlusten.
- **AUDIOMETER** - vom Screening- bis zum Reinton- und Sprachaudiometer für Klinik und Forschung.
- **SPRACHTHERAPIEGERÄTE** aller bekannten Systeme vom Therapiespielzeug bis zur FM-UKW-Übertragungsanlage.
- **LÄRMSCHUTZ** von der einfachen Lärmschutzwatte bis zum Kapselgehörschutz.
- **MEDIZINISCHER BEDARF** für den HNO-Bereich. Instrumentier- und Therapieeinheiten, Spezialbehandlungsstühle, Therapie- und Untersuchungsgeräte.
- **LARYNGEKTOMIERTEN-** und **TRACHEOTOMIERTEN**-Bedarf und Hilfsmittel.

viennatone® Hörgeräte

Bundesländer-Vertriebsges.m.b.H.
1164 Wien, Fröbelgasse 28-32   Tel. (022) 95 11 53
mit 20 firmeneigenen Hörgeräte-Fachberatungsstellen und rund 100 Vertrags-Hörgeräteakustikern in ganz Österreich.

Augenheilkunde
für Studium, Praktikum und Praxis

Von o. Prof. Dr. **Heinz Freyler,**
Vorstand der I. Universitäts-Augenklinik, Wien

Zweite, verbesserte Auflage
1985. 269 Abbildungen. IX, 468 Seiten.
Gebunden DM 62,—, öS 430,—. ISBN 3-211-81890-1
Preisänderungen vorbehalten

Inhaltsübersicht: Der Augapfel und seine Adnexe — Embryologischer Überblick — Physiologie des Auges und Funktionsproben — Untersuchungsmethoden — Lider — Tränenorgane — Bindehaut — Hornhaut — Lederhaut = Sklera — Uvea = Iris + Ziliarkörper + Aderhaut (Pupille, Vorderkammer, Kammerwasser) — Linse — Glaukom — Glaskörper — Netzhaut — Nervus opticus — Die Sehbahn — Orbita — Okulomotorik und Motilitätsstörungen — Sachverzeichnis.

Das Buch präsentiert in einer neuartigen Form, die den verschiedenen Aspekten studentischen Lernens entgegenkommt, den gesamten Lehrstoff der Ophthalmologie. Dabei ist es auch für den Praktiker eine überaus wertvolle Hilfe. Es gibt einen Einblick in die für die meisten Mediziner überraschend große Dimension dieses Fachgebietes, den ein kurzgefaßtes Skriptum naturgemäß niemals bieten kann. In den üblichen Lehrbüchern hingegen ist es meist schwer, Wesentliches von Unwesentlichem zu unterscheiden, sodaß oft wichtige Fakten überlesen werden, während bedeutungslose Dinge haftenbleiben. Die Tatsache, daß der Student in dieser Situation nur allzuleicht nach unzureichenden Behelfen greift, war der Motor für dieses Unterfangen. Es ist zu hoffen, daß sich dieses „Skriptum im Buch" als eine erfolgreiche Strategie der Didaktik für den angehenden Mediziner erweisen wird.
Die zweite Auflage wurde durch Neugestaltung des Kapitels „Refraktive Keratoplastik", Erweiterung des Kapitels „Uveitis" sowie Ersatz einzelner Bilder durch gelungenere verbessert. Auch wurden das Register erweitert, Druckfehler korrigiert und einige Abschnitte neu formuliert.

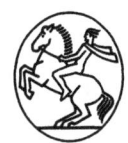

Springer-Verlag Wien New York

Mölkerbastei 5, 1010 Wien
Heidelberger Platz 3, D-1000 Berlin 33
175 Fifth Avenue, New York, NY 10010, USA
37-3, Hongo 3-chome, Bunkyo-ku, Tokyo 113, Japan

Neuropharmakologie

Ein Kurzlehrbuch für Studium und Praxis

Von Prof. Dr. med. **Christof Stumpf,**
Vorstand des Instituts für Neuropharmakologie der Universität Wien

Dritte, völlig neubearbeitete und erweiterte Auflage
1985. 17 Abbildungen. IX, 203 Seiten.
Geheftet DM 68,–, öS 476,–. ISBN 3-211-81887-1
Preisänderungen vorbehalten

Inhaltsübersicht: Allgemeiner Teil: Ort und Art zentraler Wirkungen. Verteilung auf das und im ZNS. Experimentelle Untersuchungsmethoden – Spezieller Teil: Lokalanästhetika. Narkotika. Hypnotika. Sedativa. Tranquilizer. Neuroleptika. Antidepressiva. Psychostimulantien. Halluzinogene. Antiepileptika. Antiparkinsonmittel. Zentrale Analeptika. Opiate. Pharmaka und Hirnleistung – Arzneimittelabhängigkeit – Wichtige akute Vergiftungen – Sachverzeichnis.

Das Buch behandelt die (experimentell-theoretische) Pharmakologie – Chemie, Wirkungsspektren und Wirkungsmechanismen, Nebenwirkungen und Toxikologie – der zentral wirksamen Medikamente sowie der Lokalanästhetika und verwandter Substanzen, berücksichtigt aber auch die klinische Anwendung dieser Arzneimittelgruppen. Es wurde besonderer Wert darauf gelegt, bei einem Minimum an Umfang ein Maximum an Information zu bringen, wobei alles Wesentliche so kurz wie möglich, aber so ausführlich wie zum Verständnis notwendig dargestellt wurde. Dabei baut der Autor auf den Erfahrungen aus seiner seit vielen Jahren an der Medizinischen Fakultät der Universität Wien gehaltenen Vorlesung über Neuropharmakologie auf.
Die dritte Auflage wurde komplett überarbeitet, mit weiteren erläuternden Bemerkungen versehen und dem neuesten Wissensstand angepaßt.

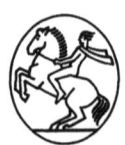

Springer-Verlag Wien NewYork

Mölkerbastei 5, 1010 Wien
Heidelberger Platz 3, D-1000 Berlin 33
175 Fifth Avenue, New York, NY 10010, USA
37-3, Hongo 3-chome, Bunkyo-ku, Tokyo 113, Japan

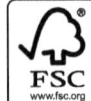

MIX
Papier aus verantwortungsvollen Quellen
Paper from responsible sources
FSC® C105338

If you have any concerns about our products,
you can contact us on
ProductSafety@springernature.com

In case Publisher is established outside the EU,
the EU authorized representative is:
**Springer Nature Customer Service Center GmbH
Europaplatz 3, 69115 Heidelberg, Germany**

Printed by Libri Plureos GmbH
in Hamburg, Germany